中医基础百日通

张东淑 主编

U0234825

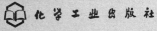
化学工业出版社

·北京·

本书内容包括阴阳五行、五脏六腑、精气血津液、经络、病因病机、预防养生等方面，按十四周、八个阶段安排学习内容，循序渐进地介绍中医基础理论相关知识，由易到难、由浅入深；本书各章节知识重点附有总结图表，每单元内容后配有自测题，具有较强的实用性和可读性，以使学习者能够通过对本书的学习，顺利跨入中医之门，培养其对中医基础知识的兴趣。

本书适用于中医、中西医结合、针灸推拿专业的学生，中医、中西医结合临床医师及从业者，以及中医爱好者学习。

图书在版编目（CIP）数据

中医基础百日通/张东淑主编. —北京：化学工业出版社，2019.6

ISBN 978-7-122-34210-2

Ⅰ.①中… Ⅱ.①张… Ⅲ.①中医医学基础 Ⅳ.①R22

中国版本图书馆 CIP 数据核字（2019）第 057583 号

责任编辑：邱飞婵
责任校对：刘　颖　　　　　　　装帧设计：关　飞

出版发行：化学工业出版社（北京市东城区青年湖南街 13 号　邮政编码 100011）
印　　装：大厂聚鑫印刷有限责任公司
850mm×1168mm　1/32　印张 8¼　字数 222 千字
2019 年 8 月北京第 1 版第 1 次印刷

购书咨询：010-64518888　　　　售后服务：010-64518899
网　　址：http://www.cip.com.cn
凡购买本书，如有缺损质量问题，本社销售中心负责调换。

定　　价：35.00 元　　　　　　　　　　版权所有　违者必究

编写人员名单

主　编　张东淑

副主编　齐靖蕾　赵炳佳　张　烯

编　委（以姓氏笔画排序）

刘　昆　刘莉萍　刘曼曼　齐靖蕾

吴俊伟　张　烯　张东淑　周朝阳

赵含笑　赵炳佳　钱政英　徐秀茹

插　图　麦明朗　梁佩湘

前　言

　　中医作为具有数千年历史的中华文化瑰宝，凝结着古代人民群众的伟大智慧，至今仍然熠熠生辉。2015年10月，中国药学家屠呦呦获得诺贝尔生理学或医学奖，中医药迎来前所未有的发展机遇，传承与发展中医药事业，势在必行，宣传和普及中医药知识，迫在眉睫。

　　中医基础理论既为"基础"，是指其为中医学的入门课程，能够初步建立学习者对中医学科学性和实践性的认识，培养中医学思维方法，并直接关系到中医临床辨证论治的效果，因而其在中医学知识中的重要性不言而喻。然而由于中医学理论形成于古代，语言晦涩、医理深奥，加之理论抽象、方法独特，学习者常觉抽象乏味、难以理解、掌握和记忆。所以，中医基础理论知识的学习应当循序渐进，在学习者对中医兴趣和热情的基础上，引导读者掌握中医基础知识，从而正确、全面、立体地认识中医。基于这一思路，笔者结合多年来的教学体会和临床经验编纂此书。

　　本书的编写运用基于问题导向的学习法，每节内容包括案例导入、学习目标、概念简述、重点难点分析、案例解析与知识考核区六个部分。首先根据章节涉及概念与重点难点知识，拟定案例与问题，提出学习目标；然后将其中涉及的概念、重点难点知识进行深入解析；最后通过考核题考察学习情况。同时，案例解析的作用并不是揭晓正确答案，而是启发读者检索相关知识，拓展读者的独立思维、自学能力，寻求解决问题的方法，从而正确地解答问题，使读者从被动接受知识转变为主动获取知识。

　　故本书要求学习者在阅读、回忆本书内容和自学相关知识的基础上，围绕案例进行思考、分析、归纳、推理，从而学习和掌握相关内容。这样能充分调动学习积极性，激发学习兴趣，有助于加深、巩固对学过的知识的理解，提高自学能力、思考能力、记忆能力、创新能力，培养形象思维，扩大知识面，从而把基础理论更好地与临床实践联系起来，缩短理论与临床的差距，学以致用，对培养中医学思维具有重要意义。

本书内容主要包括阴阳五行、五脏六腑、精气血津液、经络、病因病机、预防养生等方面，书名冠以《中医基础百日通》，一是因为以"百日"（十四周）为编写体例，循序渐进地介绍中医学相关知识，既有层次性，又使读者有兴趣、有信心读下去，也满足了读者的求知欲；二是本书运用文字、图表、图片等，使作品做到图文并茂、生动有趣，各章节重点知识附有总结图表，具有较强的实用性和可读性，以使读者能够通过对本书的学习顺利跨入中医之门，培养其对中医基础知识的兴趣。

本书适用于中医、中西医结合、针灸推拿专业的学生，中医、中西医结合临床医师及从业者，以及中医爱好者。

在本书即将出版之际，还要感谢那些在本书写作过程中提供协作的南方医科大学的学子们，谢谢你们！

由于编者能力有限，书中遗漏之处在所难免，恳请广大读者和同仁批评指正！

南方医科大学中医药学院针灸推拿教研室　张东淑
2019 年 2 月

目　录

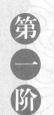

第一阶段

传承文化 源远流长

第一周
中医学理论体系概述
(Summary of Traditional Chinese Medicine Theory)

一、中医学理论体系的形成与发展

【案例导入】

《黄帝内经》明确提出了"天人相应"的观点，指出此为"天地之大纪，人神之通应也"，即强调天和人的统一，这也是中医天人相应观点的起源。

什么是中医？中医学理论体系是如何形成的？

【学习目标】

掌握中医学理论体系形成时期的重要典籍和人物。

【概念简述】

什么是中医？

医学是研究人类生命进程以及防治疾病的科学体系，属于自然科学范畴。

中医学是在中国古代的唯物论和辩证法思想的影响和指导下，研究人体生理、病理、疾病的诊断与防治，以及摄生康复的一门传统医学科学，它具有独具特色的理论体系。

【重点难点分析】

中医学理论体系的形成与发展大致经历了五个阶段（见表1-1）。

1. 春秋战国——中医学理论体系的孕育阶段

这一时期，元气论、自然观和阴阳五行学说已初见雏形，为医家总结医学理论、建筑医学体系提供了方法工具。此外，始自殷商的医师专业分化，且医疗经验迅速增多，为理论总结准备了充分的素材。一些理论雏形，如病因学之"六气说"等相继出现。

表1-1　中医学理论体系的形成与发展

年代	时期	特点	代表作(学说)
春秋战国	孕育	理论雏形初现	元气论、自然观和阴阳五行学说
秦汉	奠基	理论体系形成	"四大经典"问世
晋唐	分化、融合和临床发展	学科分化成熟	《针灸甲乙经》《备急千金要方》
宋金元	学派涌现	医学流派层出	"金元四大家"涌现
明清	综合集成	学科深化发展	《本草纲目》《景岳全书》《医宗金鉴》

2. 秦汉时期——中医学理论体系的奠基阶段

这一时期，中医学理论体系已基本形成，其主要标志是一批奠基性的医学经典著作问世，如著名的"四大经典"(见表1-2)，即《黄帝内经》(包括《素问》和《灵枢》)、《难经》、《神农本草经》、《伤寒杂病论》(包括《伤寒论》和《金匮要略》)。尤其是《黄帝内经》，其内容极为丰富，从生理到病理，从诊断到治疗，从养生到预防，从自然界到人体，构成了独特的理论体系，为中医学的发展奠定了坚实的基础，故一直被奉为医学之宗，业医必读之书。

表1-2　"四大经典"及其地位、贡献

篇名	作者或出处	地位	贡献
《黄帝内经》	并非一人一时之手笔	中医学理论体系的奠基之作	建立了阴阳五行、脉象、藏象、经络、病因、病机等学说
《难经》	作者不详，传说为扁鹊所作	继承《黄帝内经》理论并有所发展	确立了"三部九候"脉诊法
《神农本草经》	并非一人一时之手笔	现存最早的中药学专著	总结了汉以前的药物知识，载药365种
《伤寒杂病论》	张仲景	"方书之祖"	以六经辨证、脏腑辨证为主要内容，概括了各科的常用方剂

《黄帝内经》全书包括黄帝与岐伯等臣子的回答，分为《灵枢》九卷、《素问》九卷。该书是研究人的生理学、病理学、诊断学、治疗原则和预防等的医学巨著，建立了中医学上的"阴阳五行学说""脉象学说""藏象学说""经络学说""病因学说""病机学说""病症""诊法""养生学""运气学"等学说。《黄帝内经》为中医学理论体系奠定了坚实的基础。

《难经》又称《黄帝八十一难经》，是与《黄帝内经》相媲美的古典医籍，采用假设问答、解释疑难的体例编撰而成，它继承了《黄帝内经》理论并有所发展。除了在生理、病理、诊断、治疗等方面有了进一步的论述外，在脉诊方面，创立了"独取寸口"，确立了手腕寸、关、尺三部，再分别每部辨浮、中、沉，共为九候的"三部九候"脉诊法。

中国历史上有"神农尝百草……一日而遇七十毒"的传说，秦汉时期的《神农本草经》是我国现存最早的中药学专著，该书最早著录于《隋书·经籍志》，载"神农本草，四卷，雷公集注"。它总结了汉以前的药物知识，载药365种，分为上品、中品和下品。

东汉著名医家张仲景研读了各家医学专著并结合临床经验，编撰了《伤寒杂病论》。该书以六经辨证、脏腑辨证为主要内容，为临床医学的发展奠定了基础，后世将该书分为《伤寒论》和《金匮要略》，两书概括了各科的常用方剂，被誉为"方书之祖"。

3. 晋唐时期——分化、融合和临床发展阶段

这一时期的医学发展表现出三个特点。

（1）学科分化日趋成熟　脉学、病因病理学、针灸学、妇科学、儿科学、外科学等都出现了专著。

（2）临床各科迅速发展　如《备急千金要方》《外台秘要》《诸病源候论》等卷幅宏巨，内容丰富。

（3）大量融合外来医药　西晋医家皇甫谧著有《针灸甲乙经》，是我国现存最早、内容较完整的一部针灸著作，对针灸的发展起了重要的推动作用。

隋唐时期经济文化繁荣，交通发达，医学事业得到发展，公元 657～659 年唐朝政府组织编撰《新修本草》，这是古代由政府颁布的第一部药典。唐代医学家孙思邈用毕生精力著成《备急千金要方》《千金翼方》。孙思邈认为生命的价值贵于千金，而一个处方能救人于危殆，价值更当胜于此，故将其命名为《千金方》。

随着唐朝国力大增，文化繁荣，中医学也融合了来自印度、波斯等国外医药学知识，成为当时世界医学中心。

4. 宋金元时期——学派涌现和理论突破阶段

这一时期涌现出以刘完素（寒凉派）、张从正（攻下派）、李杲（补土派）、朱震亨（养阴派）为代表的医学流派，被尊称为"金元四大家"，不仅活跃了医坛学术气氛，更倡导了注重理论研究之风，并在某些方面获得了突破。

刘完素，认为"火热"之邪是病邪之首，因此，后世称其学说为"火热论"；治疗上，他主张用清凉解毒的方剂，故后世也称他作"寒凉派"。张从正，认为病由外邪侵入人体所生，一旦致病，就应该祛邪，治疗方法上多用汗、吐、下三法以祛邪，被后世称之为"攻下派"。李杲，认为"内伤脾胃，百病由生"，治疗时应注重脾胃的温补，其学派被称为"补土派"；朱震亨，认为人体"阳常有余，阴常不足"，主张用养阴降火的治疗方法来治疗疾病，被后人称之为"养阴派"。

5. 明清时期——综合集成和深化发展阶段

这一时期医学发展的特点有二。

（1）出现了大批集成性著作　如《医学纲目》《证治准绳》《景岳全书》《医宗金鉴》等。

（2）部分学科深化发展　如对外感热病，经过众多医家的悉心研究，形成了著名的"温病学派"；对生命的探讨也深入到生命起源和原动力，诞生了"肾或命门学说"，确立了"肾为先天之本，脾为后天之本"的重要论断；临床上涌出一批治疗中风、虚劳、呕血、痘疹的专家和专著；清朝中后期出现了中西医学论争和汇通思潮，也是此时中医学术的一大热点。

明代医学家李时珍，亲自对药物进行搜集与观察探究，历时27年著成《本草纲目》，其收藏的药物有1892种，附方10000多个，对中国以及世界的药物学的发展做出了杰出的贡献。

在清代，医学家王清任利用自己的尸体解剖经验和临床经验写成《医林改错》，纠正了古代医书在人体解剖方面的一些错误，强调了解剖在医学中的重要性，对后人影响甚大。

新中国成立后，无论在中医理论的发掘、整理方面，还是应用现代科学方法研究中医理论方面，均获得了长足的进展，提高了临床诊治水平。尤其是借助现代科学技术对中医脏象和经络实质进行研究，以揭示其蕴秘；对证候规范化进行了深入探讨；中药实验和剂型改革等诸多方面硕果累累。21世纪新时期的到来，中医药学正孕育着一次新的飞跃。

【案例解析】

"天人相应"理论是中医学一个十分重要的学术思想。中医学是研究人体生理、病理以及疾病的诊断和防治等内容的一门学科，是世界医学科学的重要组成部分。

中医学理论体系是在中国古代哲学思想的影响和指导下，在中华民族传统文化的基础上，通过长期的医疗保健的经验积累和理论总结而形成的。

【知识考核区】

1. 中医学理论体系形成的时期是（   ）。

A. 隋唐时期   B. 金元时期

C. 战国至秦汉时期   D. 春秋战国时期

2. 金元四大家中，属于"养阴派"的是（   ）。

A. 刘完素   B. 李杲

C. 张从正   D. 朱震亨

答案：1. C   2. D

二、中医学理论体系的基本特点

【案例导入】

《灵枢·终始》云："病在上者下取之，病在下者高取之。"

这句话阐述的是中医的什么理论特点？有何指导意义？

【学习目标】

掌握中医学理论的基本特点。

掌握证、辨证论治的含义。

【概念简述】

中医学理论的基本特点是什么？

中医学理论体系的主要特点是整体观念和辨证论治。

整体观念认为人体是一个有机整体，人与自然有着统一性，人体的生理功能和心理活动受自然环境的影响，如气候、昼夜、地理环境等。

辨证论治是指辨清疾病的原因、性质、部位和邪正关系，概括、判断为某种证，再根据辨证的结果，确定相应的治疗方法。

【重点难点分析】

1. 整体观念

整体，就是完整性、统一性，是关于人体自身的完整性和与自然、社会的统一性的认识。中医十分重视人体的统一性及其与自然界的相互关系，认为人是一个有机整体，与外界环境有着密不可分的联系；既强调人体内部的统一性，又重视机体与外界环境的统一性，这就是中医学整体观念的主要内容。

（1）人是一个有机整体　人体的各个部分是以五脏为中心，通过经络"内联脏腑，外络肢节"的作用，将人体各脏腑、孔窍以及皮毛、筋肉、骨骼等组织紧密地连接成一个有机的整体（见表1-3）。

① 就形体结构言，人体是由若干脏腑器官构成的。这些脏腑器官在结构上是不可分割、相互关联的。每一脏腑都是人体有机整

体中的一个组成部分，都不能脱离开整体而独立存在，属于整体的部分。

② 就生命物质言，气、血、精、津、液是组成人体并维持人体生命活动的基本物质。分言之，则为气、为血、为精、为津、为液，实则均由一气所化。它们在转化过程中，相互转变，分布、运行于全身各脏腑器官。

③ 就机能活动言，形体结构和生命物质的统一性，决定了机能活动的统一性，使各种不同的机能活动互根互用，协调和谐，密切联系。人体各个脏腑、组织或器官，都有各自不同的生理功能，这些不同的生理功能又都是整体机能活动的组成部分。

表 1-3　人体五行配属表

五行	人体				
	五脏	五腑	五体	五华	五官
火	心	小肠	脉	面	舌
木	肝	胆	筋	爪	目
土	脾	胃	肌肉	唇	口
金	肺	大肠	皮	毛	鼻
水	肾	膀胱	骨	发	耳、二阴

（2）人与自然界的统一性　人是自然界进化的产物，生活在自然界的环境之中，以自然界为其提供生存物质基础，同时自然界的运动变化又可直接或间接地影响着人体，而人体也相应地产生生理和病理上的反应。

① 季节对人体的影响：临床发现许多疾病的发生与自然界的四季变化有关，《素问·金匮真言论》云：“春善病鼽衄，仲夏善病胸胁，长夏善病洞泄寒中，秋善病风疟，冬善病痹厥”，即阐明有些季节性的多发病或时令性的流行病有着明显的季节倾向。

② 昼夜对人体的影响：人体的阴阳气血亦受昼夜晨昏的影响，《灵枢》：“夫百病者，多以旦慧昼安，夕加夜甚”，其机制是人体的阳气在白天运行于人体体表，有利于脏腑功能的活动，夜晚阳气则

内收，脏腑功能处于休息状态，对抗病邪的能力减弱。这反映机体受昼夜的影响而产生的阴阳消长变化。

③ 地域对人体的影响：不同的地理环境对人体的生理和病理亦有着不同程度的影响，地理环境的差异包括区域性的气候、文化习俗、生活习惯等的不同，在一定的质和量累积上，就不同程度地影响着人体的生理功能和心理活动。《素问·五常政大论》云："一州之气，生化寿夭不同"，例如，江南地区海拔低，气温高，湿度高，人们腠理疏松，体格较瘦小；西北地区海拔高，气温低，湿度低，人体腠理紧密，体格壮实粗犷。当然，人类在受自然环境影响的同时，并不是一味地被动接受，相反地，人类有时会积极、主动地适应自然，有限地改造自然。

（3）人与社会环境的统一性　人既有自然属性，又有社会属性，生活环境、工作环境、家庭环境等因素与人的身心健康和疾病的发生有着密切关系。社会角色、地位不同，以及社会环境的变动不仅影响人们的身心机能，而且疾病谱的构成也不尽相同。《医宗必读·富贵贫贱治病有别论》云："大抵富贵之人多劳心，贫贱之人多劳力……劳心则中虚而筋柔骨脆，劳力则中实而骨劲筋强"；现代社会的"职业病""抑郁症""慢性疲劳综合征"等的发生亦与社会环境有着密切关系。

（4）整体观念对临床诊疗的指导意义

① 认识疾病：不局限在一个局部，充分考虑整体的相互关系。如疾病的发生与五脏六腑的病理变化密切相关。《黄帝内经》云："心者，生之本，神之变也，其华在面，其充在血脉"，心主神志，若情志抑郁化火，或过食辛辣，导致心火炽盛，则口舌生疮、糜烂，或皮肤红斑，灼热而痒；若心移热于小肠，可导致尿少热赤、皮肤肿胀、水疱等。

② 诊断疾病

a. 四诊合参、审察内外：《素问·疏五过论》云："圣人之治病也，必知天地阴阳，四时经纪，五脏六腑，雌雄表里，刺灸砭石，毒药所主，从容人事，以明经道，贵贱贫富，各异品理，问年少长，勇怯之理，审于分部，知病本始，八正九候，诊必副矣。"在诊断学上，中医学强调诊断疾病宜四诊合参、审察内外，即对任何疾病所产生的症状，都不能孤立地看待，应运用四诊的方法，全面了解病情，加以分析研究，并结合致病的内外因素加以全面考察，才能作出正确的诊断。

b. 以局部诊查整体状态：《临证验舌法》云："核诸经络，考手足阴阳，无脉不通于舌，则知经络脏腑之病，不独伤寒发热有苔可验，即凡内伤杂证，也无一不呈其形、著其色于其舌。"祖国医学从整体观念出发，认为舌是人这个统一有机体的组成部分，可通过舌象测知全身脏腑气血阴阳盛衰的整体信息。

③ 治疗疾病：整体与局部相结合，治疗疾病必须着眼于全局，注意对整体的调节，避免"头痛医头，脚痛医脚"。如《素问·阴阳应象大论》云："从阴引阳，从阳引阴""以左治右，以右治左"，《灵枢·终始》云"病在上者下取之，病在下者上取之"等，都是在整体观念指导下而确定的治疗原则。

2. 辨证论治

（1）辨证论治的概念

① 证的概念：证又称证型，是疾病发展过程中某一阶段的病例概括，它包括了病变部位、原因、性质，以及正邪斗争的情况等，反映了疾病的本质。

② 病、症、证的关系

病——反映疾病全过程的总体属性、特征或演变规律。如中医的病名感冒、水肿、头痛、咳嗽；西医的病名如溃疡、结肠炎、胃炎等。病是在病因的作用下，机体邪正交争，阴阳失调，出现具有一定发展规律的演变过程，具体表现出若干特定的症状和各阶段的相应证候。

症——指症状体征，是疾病的外在表现，如头痛、恶寒、咳嗽、胸痛。症状是疾病的个别表面现象，是患者主观感觉到的异常感觉或某些病态改变。

证——疾病全过程中某一阶段的本质或内部联系，如气虚证、阴虚证、大肠湿热证、痰热壅肺证。证是疾病过程中某一阶段或某一类型的病理概括，包括了病变的部位、原因、性质和邪正盛衰变化，能够揭示病变的机制和发病趋势。

三者的区别与联系见表1-4。

表1-4　病、症、证的区别与联系

名称	区别	联系
病	反映了病理变化的全部过程	
症	只是疾病的个别表面现象	统一在人体病理变化的基础之上
证	反映了疾病某个阶段的本质变化，揭示症与病之间的内在联系	

③ 辨证论治的含义

a. 辨证：将四诊（望、闻、问、切）所收集的有关资料、症状和体征，运用中医理论加以分析，辨清疾病的原因、性质、部位和邪正关系，概括、判断为某种证。

b. 论治：根据辨证的结果，确定相应的治疗方法。

辨证论治是在中医学理论的指导下，对四诊所获得的资料进行综合分析，概括判断出证候，并以证为据确立治疗原则和方法，付诸实施的过程。"辨证"和"论治"是诊治疾病过程中相互联系、不可分割的两个方面，辨证是决定治疗方法的前提和依据，论治是辨证的目的和检验，两者的结合是中医临床理法方药运用的基本原则。

（2）辨证论治的运用

① 辨证与辨病的关系：在辨证论治中，必须掌握病与证的关系，既要辨病，又要辨证，而辨证更重于辨病。如咳嗽（包括西医支气管炎、肺炎等疾病）可分为风寒犯肺证、风热犯肺证、痰湿阻肺证、肺阴虚证、肺气虚证等多个证型。

② 病治异同

a. 同病异治：在同一种疾病当中，由于疾病发展的不同阶段，病理变化不同，即证不相同，称为同病异证，根据辨证论治的原则，采取不同的治法。

感冒
{
外感风寒证——风寒感冒——疏风散寒——麻黄汤
外感风热证——风热感冒——疏风清热——银翘散
外感暑湿证——暑湿感冒——清暑化湿——藿香正气散
}

b. 异病同治：在不同的疾病中，出现了相同的或相近似的病理变化，即出现了相同的或相近似的证，称为异病同证，根据辨证论治的原则，采取相同的治法。

久泻、脱肛
胃下垂
子宫下垂
} 中气（脾气）下陷证——升提中气——补中益气汤

咳喘
骨软（骨质疏松）
耳聋
} 肾（阴、阳）虚 {
补肾阳——肾气丸、右归丸
补肾阴——六味地黄丸、左归丸
}

腹胀、纳差
失眠、烦躁
月经不调
肝胆疾患
} 肝气郁结、肝失疏泄——疏肝理气——逍遥丸

"证同治亦同，证异治亦异"，这种针对疾病发展过程中不同质的矛盾用不同方法去解决的原则，就是辨证论治的精神实质。

3. 整体观念与辨证论治的统一性

辨证论治是在整体观念思想的指导下进行的。辨证论治着重从整体出发，重视人体内部和人体与周围环境的一致性。对疾病的防治，主要是通过调整整体的生理机能和抗病能力，反对孤立、片面、静止地看待和分析人体的疾病变化，而不是脱离人的具体情况而单纯去治疗病，或脱离整体而去治疗局部。所以，整体观是辨证论治的精华，有重要科学价值和实践意义。

【案例解析】

"病在上者下取之，病在下者高取之"反映了中医学理论体系中整体观念这一特点，人是个有机整体，局部的病变反映着整体的

脏腑器官功能失调，故治疗疾病宜着眼于全局，注重对整体的调节。

【知识考核区】

1. 中医治病主要着眼辨析（　　）。

A. 疾病　　　　B. 证候　　　　C. 体征

D. 症状　　　　E. 体质

2. 中医学的基本特点（　　）。

A. 五脏为中心的整体观念　　　　B. 阴阳五行和脏腑经络

C. 整体观念和辨证论治　　　　　D. 望闻问切和辨证论治

E. 辨证求因和审因论治

答案：1. B　　2. C

小　结

1. 中医学理论体系的形成

《黄帝内经》奠定了中医学基础理论体系。

《难经》继承《黄帝内经》理论并有所发展。

《神农本草经》是现存最早的中药学专著。

《伤寒杂病论》是"方书之祖"。

2. 中医学理论体系的特点

中医学理论体系的主要特点：整体观念与辨证论治。

病、症、证的区别与联系。

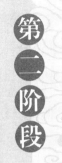

第二阶段

哲学理论 中医精华

第二周

精气学说
(Theory of Vital Essence)

一、精气的基本概念

【案例导入】

《易传·系辞》说："精气为物。"

《管子·内业》说："精也者，气之精者也。"

《管子·心术下篇》说："一气能变曰精。"

精、气、精气都是什么？有什么联系、区别？

【学习目标】

掌握精气的概念。

【概念简述】

什么是精气？

1. 哲学含义

精气是一种充塞于宇宙中的无形而运动不息的极细微物质，是构成宇宙万物的本原。

精或气，又称为"精气"，在我国古代哲学中，一般泛指气。精，有时专指气中的精粹部分。气是一个抽象的物质概念，是物质与功能的统一。

在中国古代哲学思想发展史上，在气的概念演变过程中，以《管子》为代表将气的范畴规定为精、精气，提出了精气说，认为精气是最细微而能变化的气，是最细微的物质存在，是世界的本原，是生命的来源。

2. 医学含义

《类经·脏象类》云："精、气、津、液、血、脉，无非气之所化也。"中医学认为，气是构成人体和维持人体生命活动最基本的物质，其他构成生命的基本物质，如血、津、液、精等均由气所化生。

（1）气是构成人体最基本的物质　《素问·宝命全形论》曰："人以天地之气生，四时之法成""天地之气，命之曰人"。中医学认为，人和万物都是天地自然的产物，气是构成人体生命最基本的物质。精气的医学含义，则泛指天地阴阳五行之气内化于人体之中而形成的、构成人体和维持人体生命活动的精微物质，包括先天之精和后天之精。

（2）气是维持人体生命活动最基本的物质　《医门法律·明胸中大气之法》云："惟气以形成，气聚则形存，气散则形亡""气聚则生，气散则死"。气是真实存在而至精至微的生命物质，是生命活动的物质基础，负载着生命现象。人生所赖，唯气而已。

而在中医学中，精（亦称精气）是一种有形的、多是液态的精微物质。其基本含义有广义和狭义之分。广义的精，泛指构成人体和维持生命活动的精微物质，包括精、血、津、液在内。狭义的精，指肾藏之精，即生殖之精，是促进人体生长、发育和生殖的基本物质。中医学的"精"还指人体正气。故《素问·通评虚实论》说："邪气盛则实，精气夺则虚。"《类经·疾病类》曰："邪气有微甚，故邪盛则实；正气有强弱，故精夺则虚。"

【重点难点分析】

1. 中医学的气系统（见图 2-1）

（1）自然之气系统　包括天地之气、五行之气（木、火、土、金、水）、四时之气（春、夏、秋、冬）等。

（2）生理之气系统　包括脏腑之气（五脏：肝、心、脾、肺、肾；六腑：胆、胃、小肠、大肠、膀胱、三焦；奇恒之腑：脑、髓、骨、脉、胆、女子胞）、真气、元气、宗气、卫气、营气等。

（3）病邪之气系统　包括六淫之气（风、寒、暑、湿、燥、火)、毒气等。

（4）药物之气系统 包括寒热温凉四气、五味之气（酸、甜、苦、咸、辛）等。

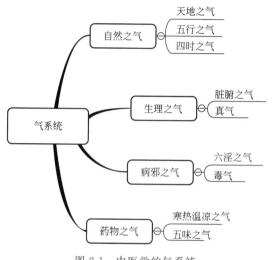

图 2-1 中医学的气系统

2. 中医学与古代哲学中精、气的区别与联系（见表 2-1）

表 2-1 中医学与古代哲学中精、气的区别与联系

项目	中医学	古代哲学
精	精(亦称精气)是一种有形的、多是液态的精微物质。其基本含义有广义和狭义之分。广义的精，泛指构成人体和维持生命活动的精微物质，包括精、血、津、液在内。狭义的精，指肾藏之精，即生殖之精，是促进人体生长、发育和生殖的基本物质	精、气、精气概念相同，是指宇宙中最细微的流动的物质，是构成宇宙万物的本原或本体
气	构成人体和维持人体生命活动最基本的物质。血、津、液和精等这些生命的基本物质均是由气所化生的	

【案例解析】

上文中的几句话可以这样理解：精或精气，就是精粹的、能够

运动变化的"气"，故精、精气与气所指实为一物，其内涵是一样的。精气不仅是生成天地万物以及人类的原始精微物质，亦是万物生成、变化和发展的共同物质基础和客观存在。

【知识考核区】

1.古代哲学认为，宇宙的构成本原是（　　　）。

A.水　　　　　B.天　　　　　C.地

D.风　　　　　E.气

2.下列属于生理之气的是（　　　）。

A.六淫之气　　B.脏腑之气　　C.五味之气

D.天地之气　　E.五行之气

答案：1.E　　2.B

二、精气学说的基本内容

【案例导入】

《易传·系辞上》说："精气为物，游魂为变。"

《素问·六微旨大论》说："气之升降，天地之更用。"

《淮南子·泰族训》说："万物有以相连，精浸有以相荡。"

精气学说有哪些内容？

【学习目标】

掌握精气学说的基本内容。

【概念简述】

什么是精气学说?

精气学说是研究精气的内涵及其运动变化规律，并用以阐释宇宙万物的构成本原及其发展变化的一种古代哲学思想。

【重点难点分析】

1.精气是构成世界万物的本原

精气学说认为精气是构成了世界上万事万物的基本物质，一切事物的生成都是精气自身运动的结果。所以，天地万物都是精气所生成，或是精气活动的体现。

宇宙——天地合气，万物自生
人类——天地合气，命之曰人。人之所生，全赖乎气 {"天地人统于一气"}

（1）气的来源

① 先天之精气：《灵枢·本神》云："生之来谓之精"，精气先身而生，是生命的基本物质，秉受于父母，故称之为先天之精。

② 后天之精气：即水谷之精，来源于摄入的饮食物，通过脾胃的运化及脏腑的生理活动，化为精微，并转输到五脏六腑，称为五脏六腑之精。

（2）气有两种存在形式

①"无形"：即精气处于弥散而运动的状态，指的是精气以不占用固定空间，不具备稳定形态的形式充塞于无垠的宇宙空间，松散、弥漫、活跃、多变，是精气的基本存在形式。由于肉眼看不见，所以称为"无形"。

②"有形"：即精气处于凝聚而稳定的状态，也就是说气以聚合的方式形成各种占有相对固定空间、保持相对稳定形质特点的物体。这种形式存在的精气结构紧凑、稳定、不活跃，一般都可以肉眼看清其具体性状。所以，称为"有形"。

2. 精气运动不息、变化不止

气运动的形式：升、降、聚、散、出、入等。

气的运动产生宇宙的各种变化，气运动变化的结果体现为：气化、形化、形气转化。

人（动物）——生、长、壮、老、已
植物——生、长、化、收、藏

（1）精气是活动力很强、运行不息的精微物质。正是因为精气的运行不息，使宇宙自然处于不停的运动变化之中。而一切事物的各种变化，也都是精气不停运动的反映和结果。

（2）精气的运动有普遍性。气的不停运动使宇宙充满生机，不仅促使了新生事物的孕育、发生和分化，也导致旧事物的衰退、凋谢、转化和消亡。

（3）精气的运动取决于本身所固有的阴阳两个方面力量的相互作用。其中，阳的力量主升、浮、动、散、排斥等；阴的力量主降、沉、静、聚、吸引等，从而引发气的不同形式的运动。可以说，精气的运动特性及其动力，来源于自身内在的阴阳矛盾，而不依赖外界力量的推动。

（4）精气本身具有克制与反克制的能力，以维持正常的运动。精气分阴阳，阴阳的相互作用，就是精气运动变化的根本原因。

3. 精气是宇宙万物相互感应的中介

中介：表征为不同事物或同一事物内部不同要素之间相互联系的概念。（阴阳二气的交感相应）通过气的中介作用，人与天地万物的变化息息相通。人和天地万物的变化是相通的。"人与天地相参，与日月相应也。"（《灵枢·岁露》）

由于形由气化，气充形间，气能感物，物感则应，故以气为中介，有形之物间，有形之物与无形之气间，不论距离远近，皆能相互感应。

精气分阴阳，阴阳化万物。可万物并不是孤立存在的，是相互联系、相互发生作用的。由于精气是构成万事万物的本原，而天地万物之间又充斥无形的精气，这些无形的精气渗入有形的物质实体，并且与已经构成有形物体的精气进行着相互感应和交换。因此说，精气是宇宙万物相互感应、相互联系、相互作用的中介性物质。

【案例解析】

《易传·系辞上》说明了精气是构成天地万物包括人类的共同的原始物质。《素问·六微旨大论》强调了精气运动不息，变化不止。《淮南子·泰族训》讲出在不同事物相互感应过程中精气的中介作用，把整个自然界连接成一个整体。

【知识考核区】

1. 天、地、万物之间相互作用的中介是（　　　）。

A. 气　　　　　B. 气机　　　　C. 气化

D. 彼此感应　　E. 神

2. 气的根本属性是（　　）。

A. 上升　　　　B. 下降　　　　C. 外出

D. 运动　　　　E. 静止

答案：1. A　　2. D

三、精气学说在中医学中的应用

【案例导入】

《难经·八难》说："气者，人之根本。"

《灵枢·岁露》说："人与天地相参也，与日月相应也。"

《类经·摄生》说："人之有生，全赖此气。"

这几句是什么意思？精气学说在中医学中的应用有哪些？

【学习目标】

理解精气学说在中医学中的应用。

【概念简述】

精气学说在中医学中的应用是什么？

精气学说是研究和探讨物质世界生成本原及其发展变化的我国古代哲学理论，说明了生命过程，阐述了人与自然界的关系、人体的组织结构、生理功能特点和规律。

【重点难点分析】

精气学说在中医学中的具体应用有以下三点。

1. 说明生命过程的物质性和运动性

精气学说认为精气是万物的本原，而生命过程属于物质运动的范围。新生命的产生，是由于精气凝聚而成，同时，精气也维持着生命活动的全程，一旦精气离散，生命活动也就停止。所以，生命开始于精气的聚合，结束于精气的散失。

不仅人体是由精气聚合而形成，而且人体的各种生理活动，包括感觉、思维、情志等精神心理活动，同样是精气运动变化产生推动的。生命体内的精气升降出入，起到了沟通内外、协调脏腑、畅达气血、输布精微以及排泄废物等作用，从而保证了生命活动的正常进行。通过精气的运动及其所产生的生理效应，促进生命体的生长发育，并使机体保持活力。随着精气由盛而衰，运动机能逐渐下降，人的生命活力就逐渐衰退。一旦精气运动终止，生命活动也随之终结。

2. 说明人体以及人与自然界的整体性和联系性

精气作为人体的基本物质，不仅构成了人体各种有形的组织器官，还弥散于躯体各个组织之间，无所不至。正是由于各个组织器官在物质组成上的同一性和无形的精气贯通其间产生中介感应，使得人体各个组成部分密切相关，功能活动协调平衡，成为一个有机且统一的整体。所以在病理情况下，局部的病变可以影响整体，整体的病变也可以反映到局部；本脏的病变可以波及他脏，他脏的病变也可以影响本脏。正是对精气学说中介感应的深入认识和联系，进一步构建和完善了中药学的整体观念。

因为人与自然万物有着物质上的精气同一性，人与自然界时时刻刻进行着各种物质与信息的交换。通过精气的中介作用，人体才能感受到天地日月的各种变化，并且在生理活动和病理过程中做出相应的反应。

3. 阐释人体生理活动特点和规律

在精气学说的基础上，中医学形成了独特的气血津液概念和理论（图2-2），阐释了生理活动的特点和内在规律。广义的精气学说主要用于解释整个宇宙范围内的现象和规律，而中医学的精气理论主要阐述人体的生命现象和规律，并且多用于生理学的范围。

【案例解析】

上文的三句话恰好说明精气学说在中医学中的应用的三个方面：《难经·八难》说明了生命过程的物质性和运动性；《灵枢·岁露》解释了人体以及人与自然界的整体性和联系性；《类经·摄生》阐述人体生理活动的特点和规律。精气对于人体的生命活动十分重要。精气运行于周身，推动和激发着全身各个组织器官的功能活动，并产生相应的生理效应；后天的精气还有抵抗外邪入侵的作

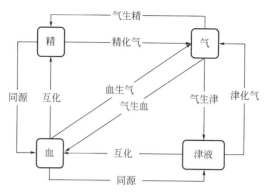

图 2-2 精气血津液

用；精气又是机体热量的来源。总之，机体物质代谢的全过程以及所有的功能活动，都可以视作精气运动所产生的效应，是精气发挥作用或者参与的结果。

【知识考核区】

1. 精气学说在中医学中具体应用包括（　　）。

A. 说明生命过程的物质性

B. 说明生命过程的运动性

C. 说明人体以及人与自然界的整体性

D. 说明人体以及人与自然界的联系性

E. 阐释人体生理活动特点和规律

2. 生命体内的精气升降出入有何作用（　　）。

A. 沟通内外　　　　　　　　B. 协调脏腑

C. 畅达气血　　　　　　　　D. 输布精微

E. 排泄废物

答案：1. ABCDE　　2. ABCDE

小　结

1. 精气的含义

精气，又称为"精"，在我国古代哲学中，一般泛指气。精，有时专指气中的精粹部分。精气是一种充塞于宇宙中的无形而运动不息的极细微物质，是构成宇宙万物的本原。

2. 精气学说的基本内容

精气是构成世界万物的本原；精气运动不息，变化不止；精气是宇宙万物相互感应的中介。

3. 精气学说在中医学中的应用

说明生命过程的物质性和运动性；说明人体以及人与自然界的整体性和联系性；阐释人体生理活动特点和规律。

第三周

阴阳学说
(Theory of Yin and Yang)

一、阴阳的基本概念

【案例导入】

《素问·阴阳应象大论》曰："阴阳者，天地之道也，万物之纲纪，变化之父母，生杀之本始，神明之府也。"

阴阳是什么？阴阳学说在中医学中有何作用和地位？

【学习目标】

掌握阴阳的含义、特性。

熟悉事物、现象阴阳属性的划分。

【概念简述】

什么是阴阳？

阴阳，是对自然界相互关联的某些事物和现象对立双方属性的概括。即含有对立统一的含义。

阴阳这一概念，是从朴素地表示日光向背、气候寒暖渐渐发展而来。《老子》中说"万物负阴而抱阳"即是认识到世间任何事物皆有正反两面，阴阳的对立消长是事物本身就具有的属性，阴阳这一概念便成了对自然界两种对立和相互消长的物质势力的解释。中医学中阴阳学说的形成见图3-1。

【重点难点分析】

1. 阴阳的特性

（1）普遍性　阴阳是一个抽象概念，但是可以根据具体而明显的相关联的事物或现象进行划分，比如水性寒而下走，所以属阴；

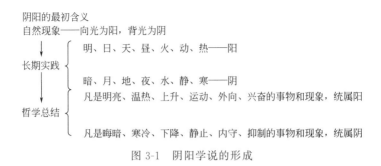

图 3-1　阴阳学说的形成

而火性热而炎上，所以属阳。阴阳的属性普遍存在于自然界的各种事物或现象之中。

（2）关联性　分属阴阳的事物或现象必须是相互关联（如热与寒）或同属统一体中相互关联的两部分（如气与血），而不能是毫无关系的（如热与血、气与寒）。

（3）相对性　阴阳属性并不是绝对的、不变的，而是相对的、可变的。它在通过与自己相比较事物而确定的同时，也随着时间、地点等条件变化而变化，阴阳的相对性可表现为以下几点。

① 无限可分性：阴中有阳，阳中有阴，阴阳无限可分（见图3-2）。

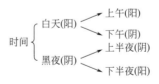

图 3-2　阴阳的无限可分性示意图

② 相互转化性：一定条件下，阴和阳之间可以发生转化。例如，某一寒性病证，病变性质可随着病情发展而发生改变，变成热性病证，其阴阳属性也就改变了。

2.事物、现象阴阳属性的划分

《素问·阴阳应象大论》曰："水火者，阴阳之征兆也。"中医学以水火作为阴阳的征象，水为阴，火为阳，反映了阴阳的基本特性。

由此推演，一般来说，寒冷的、晦暗的、抑制的、柔和的、有形的、静止的、下降的、在内的属于阴；而温热的、明亮的、兴奋的、刚强的、无形的、运动的、上升的、在外的属于阳（见表 3-1）。

表 3-1　事物、现象阴阳属性归纳表

属性	空间	时间	季节	温度	重量	湿度	亮度
阴	下	夜	秋冬	凉寒	重	湿润	晦暗
阳	上	昼	春夏	温热	轻	干燥	明亮

【案例解析】

上文《素问·阴阳应象大论》这段话可这样理解："阴阳"是天地存在之法则，万物分类之纲领，物质变化之条件，生息死亡之根源，精神气血之所在。即阴阳是一切事物的根本法则，任何事物都不能违背这一法则而存在，事物的变化是由事物本身阴阳两个方面不断运动和相互作用而形成的，其生成与毁灭都来自于这一法则，这就是自然一切奥秘之所在。

《灵枢·病传》曰："明于阴阳，如惑之解，如醉之醒。"中医学用阴阳学说阐明生命的起源和本质，人体的生理功能、病理变化，疾病的诊断和防治的根本规律，贯穿于中医的理、法、方、药之中，长期以来，一直有效地指导着临床实践。由此可以看出，阴阳学说是中医学理论体系的基础之一和重要组成部分，是理解和掌握中医学理论体系的一把钥匙。

【知识考核区】

1.阴阳比较完整而简要的概念是（　　　　）。

　　A.事物的对立　　　　　　　　B.事物的对立统一

　　C.事物的一分为二　　　　　　D.事物内部的一分为二

E. 事物特定属性的一分为二

2.阴阳属性的征兆是（　　　）。

A.动静　　　　B.水火　　　　　C.上下

D.晦明　　　　E.寒热

答案：1.B　　2.B

二、阴阳学说的基本内容

【案例导入】

《素问·阴阳应象大论》里关于阴阳关系的介绍如下：

"阴胜则阳病，阳胜则阴病。

孤阴不生，独阳不长。

重阴必阳，重阳必阴。寒极生热，热极生寒。

阴在内，阳之守也；阳在外，阴之使也。"

以上几句话分别说明了阴阳的什么关系？

【学习目标】

掌握阴阳学说的基本内容。

【概念简述】

什么是阴阳学说的基本内容？

从太极图（见图3-3）中体现出了阴阳学说的基本内容。

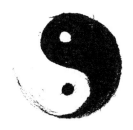

图3-3　太极图

（1）阴阳的对立制约　太极图中黑色部分为阴鱼，白色部分为阳鱼，中间以"S"线相隔，表明这两个部分是相互独立、不容混淆的。

（2）阴阳的互根互用　太极图中黑色部分中有白色小点，白色部分中有黑色小点，即鱼眼，表明阳中含阴、阴中含阳。

（3）阴阳的消长平衡　阴鱼和阳鱼的大头与小尾在旋转中发生强弱变化，大头为强，小尾为弱，即阴和阳的两者关系，处于不断运动、变化的过程。

（4）阴阳的互相转化　阴阳鱼在大头处有对方的鱼眼，同时与对方的小尾衔接，这就显示了太极内部两种能量的变化由小到大，又由大到互变的过程。

【重点难点分析】

阴阳的相互关系

（1）阴阳的对立制约　指的是阴阳双方属性相反，彼此约束制约的关系，也就是一分为二的辩证观，即"阴阳者，一分为二也"（明·张介宾《类经》）。阴阳学说认为一切事物或现象都存在着相互对立的两个方面。无论是上下、左右、升降、出入，还是水火、昼夜、寒热，都是互相对立的两种事物。不过，阴阳既是对立的又是统一的，没有统一就没有对立（见图3-4）。

（2）阴阳的互根互用　也就是说阴阳两者是相互依存的，任何一方都不能脱离开另一方而单独存在。例如，上与下，没有下的对比，就无所谓上的概念；没有上的相比，就没有下的对应。所以说，阴阳的相互依存，都是以对方的存在为自己的存在条件。当阴阳的这种互根互用的关系遭到破坏，就会导致所谓的"孤阴不生，独阳不长"的情形。

（3）阴阳的消长平衡　阴阳间的对立制约、互根互用，是始终处于不断的变化运动之中的，并不是处于静止不变的状态，也就是动态的消长平衡（见图3-5）。

（4）阴阳的互相转化　指的是阴阳对立的双方，在一定条件下可以向其相反的方向转化，是"物极必反"。如果说阴阳的消长是一种量变，那阴阳的转化就是量变引起质变的过程。即《素问·阴阳应象大论》所说的"重阴必阳，重阳必阴""寒极生热，热极生

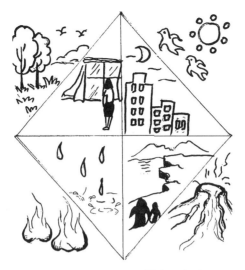

图 3-4　阴阳的对立制约示意图

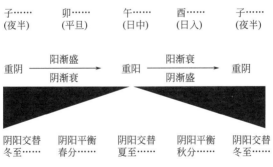

图 3-5　阴阳消长平衡示意图

寒"。而阴阳转化的条件，就是"重""极"。例如，从秋凉到冬寒的发展的极点，就是逐渐向温热转化的开始；春温到夏热发展的极点，就是逐渐向寒凉转化的开始。

【案例解析】

　　"阴胜则阳病，阳胜则阴病"说明了阴阳的对立制约；"孤阴不生，独阳不长""阴在内，阳之守也；阳在外，阴之使也"阐明了阴阳的互根互用；"重阴必阳，重阳必阴。寒极生热，热极生寒"则是阴阳互相转化、消长平衡关系的反映。

【知识考核区】

1.阴阳的相互关系是指（　　）。

A.阴阳的消长平衡

B.阴阳的对立制约

C.阴阳的互相转化

D.阴阳二气在运动中相互感应而交合的过程

E.阴阳的互根互用

2."动极者镇之以静，阴亢者胜之以阳"说明阴阳的（　　）。

A.交互感应　　　　　　　　B.对立制约

C.互根互用　　　　　　　　D.消长平衡

E.相互转化

3."无阳则阴无以生，无阴则阳无以化"说明阴阳的（　　）。

A.交互感应　　　　　　　　B.对立制约

C.互根互用　　　　　　　　D.消长平衡

E.相互转化

4.可用阴阳互根互用来解释的是（　　）。

A.阳胜则阴病　　　　　　　B.阳病治阴

C.阴损及阳　　　　　　　　D.重阴必阳

E.阴虚则阳亢

答案：1.ABCE　　2.B　　3.C　　4.C

三、阴阳学说在中医学中的应用

【案例导入】

《素问·至真要大论》（王冰注）指出："壮水之主，以制阳光"及"益火之源，以消阴翳"的治疗原则。

如何用阴阳学说来阐释？

【学习目标】

理解阴阳学说在中医学中的应用。

【概念简述】

何谓阴阳平衡或阴平阳秘？

人体正常的生理功能，是阴阳双方保持对立统一的协调关系的结果，这种关系称为阴阳平衡。中医学中认为健康即为机体阴阳平衡或阴平阳秘的状态。

【重点难点分析】

阴阳学说广泛应用于中医学的各个方面，用来说明人体的组织结构、生理功能、病理变化，并指导临床诊断和治疗。

1. 说明人体的组织结构 （见表3-2）

表3-2 阴阳与人体组织结构的关系

组织结构	阴	阳
人体部位	内、下、前、体内、肢体内侧、脐以下、胸腹	外、上、后、体外、肢体外侧、脐以上、背部
脏腑	五脏(心、肝、脾、肺、肾)	六腑(胆、胃、大肠、小肠、膀胱、三焦)
气血津液精	血、津、液、精	气
经络	属五脏而络于六腑的经脉	属六腑而络于五脏的经脉

注：人体组织结构的阴阳划分虽可用上表中的内容总结概括，但不可拘泥于以上内容，因阴阳是相对的概念，如津、液又可分为阴、阳，质清晰而薄的津属阳，质稠厚而浊的液属阴。

2. 说明人体的生理功能

人体的正常生命活动是阴阳两个方面保持着对立统一协调关系的结果，阴阳之间是对立统一的。正如《素问·生气通天论》所说："阴平阳秘，精神乃治；阴阳离决，精气乃绝。"

3. 说明人体的病理变化

中医学中认为疾病的发生，从阴阳角度来看就是阴阳对立统一的关系被打破，阴阳失去相对平衡的结果，主要是阴阳的偏盛偏衰。阳邪致病，可导致阳偏盛而出现阴伤，出现所谓的热证；阴邪致病，则可导致阴偏盛而出现阳伤，出现所谓的寒证；如果阳虚不能制阴，则会出现阳虚阴盛的虚寒证；阴虚不能制阳，就会出现阴虚阳亢的虚热证（见图 3-6）。

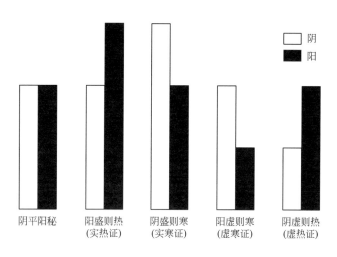

图 3-6　阴阳盛衰示意图

同时，人体的阴阳任何一方虚损到一定程度，常可导致对方的不足，即"阳损及阴，阴损及阳"，如果不能及时加以调整，最终将会导致"阴阳两虚"。

4. 指导疾病的诊断

中医诊断疾病的过程，包括诊察疾病和辨别证候两个方面。正如《素问·阴阳应象大论》所说："察色按脉，先别阴阳"，阴阳学说即是分析四诊资料之目，又为辨别证候的总纲。

（1）指导四诊（诊察疾病）　见表 3-3。

（2）指导辨证（辨别证候）　中医辨证有阴、阳、表、里、寒、热、虚、实八纲之分，其中以阴阳为总纲。表、实、热属阳；里、虚、寒属阴。

表 3-3　阴阳用于指导四诊

脉证	阴	阳
望色泽	色泽晦暗	色泽鲜明
闻声音	语声低微无力,少言而沉静;呼吸微弱,声低气怯	语声高亢洪亮,多言而躁动;呼吸有力,声高气粗
问喜恶	身寒喜暖	身热恶热
切脉象	尺部为阴,迟者为阴,沉小细涩为阴	寸部为阳,数者为阳,浮大洪滑为阳

5. 指导疾病的治疗

既然中医学中疾病的发生、发展的根本原因是阴阳间对立统一的平衡关系被打破,那么治疗疾病的总体原则就在于调整阴阳,使之恢复阴阳平衡的和谐状态。阴阳学说用于指导疾病的治疗主要体现在两个方面:一是确定治疗原则;二是归纳药物的性能。

(1) 确定治疗原则

① 对于阴阳偏盛的治疗:因为阴阳偏盛多为阴或阳的过盛,故中医对于阴阳偏盛的治疗一般采用"泻其有余"的方法,即"寒者热之,热者寒之"。

$$实则泻之 \begin{cases} 阴偏盛(实寒证) \longrightarrow 用温热药以制其寒(寒者热之) \\ 阳偏盛(实热证) \longrightarrow 用寒凉药以泻其热(热者寒之) \end{cases}$$

② 对于阴阳偏衰的治疗:由于阴阳偏衰多为阴或阳的不足,故其治疗一般采用"补其不足"的方法,即"阳病治阴,阴病治阳"。

$$虚者补之 \begin{cases} 阴偏衰(虚热证) \longrightarrow 滋阴(阳病治阴) \\ 阳偏衰(虚寒证) \longrightarrow 温阳(阴病治阳) \end{cases}$$

总之,治疗的基本原则是"泻其有余,补其不足",以使阴阳恢复平衡协调的状态。

(2) 归纳药物的性能　阴阳用于治疗疾病,不仅体现在确定治疗原则上,还能用来归纳药物的阴阳属性,进而指导临床用药(见表 3-4)。临床诊疗过程中,不仅需要掌握正确的治疗原则和方法,还必须熟知各个药物的性能,根据治疗方法灵活选方用药,这样才能收到好的临床治疗效果。

表 3-4　阴阳用于归纳药物的属性

属性 \ 药性	四气(性)	五味	升降浮沉	中药分类	中药举例
阴	凉寒	酸苦咸	沉降	清热药、泻火药、安眠药、泻下药	黄连、大黄
阳	温热	辛甘淡	升浮	发汗药、解表药、催吐药、开窍药	附子、麻黄

【案例解析】

《素问·至真要大论》提出"壮水之主，以制阳光"及"益火之源，以消阴翳"的治疗原则，是对阴阳偏衰的论治：阴或阳的虚损不足，或为阴虚，或为阳虚。阴虚不能制阳而致阳亢者，属虚热证，治当滋阴以抑阳，一般不能用寒凉药直折其热，须用"壮水之主，以制阳光"的方法，补阴所以制阳，即用滋阴降火之法，以抑制阳亢火盛。如肾阴不足，则虚火上炎，此非火之有余，乃水之不足，故当滋养肾水。《黄帝内经》称这种治疗原则为"阳病治阴"。若阳虚不能制阴而造成阴盛者，属虚寒证，治当扶阳制阴，一般不宜用辛温发散药以散阴寒，须用"益火之源，以消阴翳"的方法，补阳所以抑阴，即用扶阳益火之法，以消退阴盛。如肾阳虚衰则出现阳微阴盛的寒证，此非寒之有余，乃真阳不足，故治当温补肾阳。《黄帝内经》称这种治疗原则为"阴病治阳"。

【知识考核区】

1. 根据阴阳属性的可分性，一日之中属于阴中之阴的是（　　）。

A. 上午　　　　B. 下午　　　　C. 前半夜

D. 后半夜　　　E. 以上均非

2. 以补阴药为主，适当配伍补阳药的治疗方法属于（　　）。

A. 阴中求阳　　B. 阳中求阴　　C. 阴病治阳

D. 阳病治阴　　E. 以上均不

3."阴病治阳"的方法适用于下列何证（　　）。

A.阴平阳秘　　B.阳盛阴虚　　C.阴虚阳亢

D.阳虚阴盛　　E.阴阳两虚

答案：1.C　　2.B　　3.D

小　结

1.阴阳的特性

普遍性；关联性；相对性。

2.阴阳学说的基本内容

阴阳的对立制约；阴阳的互根互用；阴阳的消长平衡；阴阳的互相转化。

3.阴阳学说在中医学中的运用

说明人体的组织结构；说明人体的生理功能；说明人体的病理变化；指导疾病的诊断；指导疾病的治疗。

第四周

五行学说
(Theory of Five Elements)

一、五行的基本概念

【案例导入】

《素问·天元纪大论》说："夫五运阴阳者，天地之道也。"

什么是五行？

【学习目标】

掌握五行的含义、特性。

【概念简述】

什么是五行？

"五"，指构成宇宙万物的木、火、土、金、水五类基本物质；"行"，指这五种物质的运动变化（见图 4-1）。

```
┌─────────────────────────────┐
│      五行的最初含义          │
│  与"五材"有关，是指木、火、土、│
│  金、水五种基本物质          │
└─────────────────────────────┘
              ↓
┌─────────────────────────────┐
│         长期实践            │
│  五行是五气，比喻为五种物质，是形│
│  象描述                     │
└─────────────────────────────┘
              ↓
┌─────────────────────────────┐
│         由此引申            │
│  五行已超越了其物质性的概念，衍化│
│  为归纳宇宙万物并阐释其相互关系的│
│  五种基本属性                │
└─────────────────────────────┘
```

图 4-1　五行的含义

【重点难点分析】

1. 五行的特性

五行的特性见表 4-1。

表 4-1　五行的特性

五行的特性	本义	引申义（特性）
木曰曲直	曲,弯曲;直,不弯曲	生长,升发;条达,舒畅
火曰炎上	炎,热;上,上升	炎热,向上,升腾
土爱稼穑	稼,春种;穑,秋收	长养,承载,生化,受纳
金曰从革	从,顺从;革,变革	肃杀,沉降,收敛,清洁
水曰润下	润,滋润;下,向下	滋润,下行,寒凉,闭藏

2. 事物、现象的五行归类

归类方法：取象比类法和推演络绎法（见表 4-2）。

表 4-2　事物、现象的五行归类

自然界							五行	人体								
五音	五味	五色	五化	五气	五方	五季		五脏	五腑	五官	五体	五志	五液	五脉	五华	五藏神
角	酸	青	生	风	东	春	木	肝	胆	目	筋	怒	泪	弦	爪	魂
徵	苦	赤	长	暑	南	夏	火	心	小肠	舌	脉	喜	汗	洪	面	神
宫	甘	黄	化	湿	中	长夏	土	脾	胃	口	肉	思	涎	缓	唇	意
商	辛	白	收	燥	西	秋	金	肺	大肠	鼻	皮	悲	涕	浮	毛	魄
羽	咸	黑	藏	火	北	冬	水	肾	膀胱	耳	骨	恐	唾	沉	发	志

【案例解析】

上文《素问》所说，五运即是五行，宇宙万物都是由木、火、土、金、水五种基本物质之间的运动变化而生成的。同时，还用五行之间的生克关系来阐述事物之间的相互联系，认为任何事物都不是孤立的、静止的，都是在不断相生相克的运动之中保持着平衡。

【知识考核区】

1.把"脾"归属土，主要采用的是（　　　）。

A.取象比类法　　B.推演络绎法

C.以表知里法　　D.试探法

E.反证法

2.五官中的"舌"属火，主要采用的是何种归类方法（　　　）。

A.比较　　　　　B.演绎　　　　　C.类比

D.以表知里　　　E.反证

答案：1. A　　2. B

二、五行学说的主要内容

【案例导入】

《类经图翼》说："盖造化之机，不可无生，亦不可无制。无生则发育无由，无制则亢而为害。"

《素问·至真要大论》说："有胜之气，其必来复也。"

《素问·六微旨大论》说："害则败乱，生化大病。"

以上都说明了五行学说的什么内容？

【学习目标】

掌握五行学说的主要内容。

【概念简述】

什么是五行学说的主要内容？

五行学说的主要内容包括五行的相生、相克、制化、相乘、相侮和母子相及等。五行的相生、相克，代表了自然界事物或现象之间的正常关系；五行制化是与相生相克相结合，用以维持自然界事物或者现象之间的协调平衡状态的机制；五行的相乘、相侮以及母子相及代表的是五行相克关系失常时，自然界事物或现象之间的协调平衡关系失调的异常现象。

【重点难点分析】

1. 五行相生相克

五行相生相克是指五行之间既相生，又相克，以维持平衡，推动事物间稳定有序地变化与发展的关系。

（1）五行相生

① 含义：是指五行之间存在着有序的递相资生、助长和促进的关系。

② 次序：木生火，火生土，土生金，金生水，水生木。

③ 相生关系，又称母子关系："生我"者为母，"我生"者为子。

（2）五行相克

① 含义：是指五行之间存在着有序的递相克制、制约的关系。

② 次序：木克土，土克水，水克火，火克金，金克木。

③ "所胜""所不胜"关系："克我"者为我"所不胜"，"我克"者为我"所胜"（见图 4-2）。

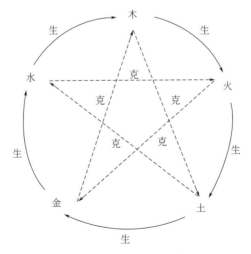

图 4-2　五行相生相克示意图

2. 五行制化胜复

五行制化，是指五行之间既相生，又相克，以维持平衡协调，推动事物间稳定有序地变化与发展的关系。没有生，就没有事物的发生和成长；没有克，就不能维持事物间的正常协调关系。生中有克，克中有生，相反相成，为五行制化。

以木为例，在正常情况下，木受到金的制约，木虽然没有直接作用于金，但是，木生火，而火可以克金，从而使金对木的克制不至于过分而导致火的偏衰。与此同时，水生木，因此，木通过生火，加强火对金的克制，削弱了金对水的资生，从而使水对木的促进不会过分，保证木不会发生偏亢。其他以此类推。

所谓"制则生化"，就是说木能制土，火才能生化；火能制金，土才能生化；土能制水，金才能生化；金能制木，水才能生化；水能制火，木才能生化。母气能制己所胜，则子气才能得到母气的滋养而起生化作用。

正是这种五行整体制化调节的自我调控效应，才保证了五行系统结构在正常情况下的生化运动，并且保持着整体的协调与平衡。对整个自然界来说，就是维持正常生态平衡；对人体来说，就是维持生理平衡，从而保证生命活动的正常进行。

相生相克的过程就是事物相互消长的过程，在这个过程中，经常出现的不平衡的消长情况，本身就是相生相克的再一次调节，这样就会出现再一次的协调平衡。相生相克的过程就是在这样的互相消长的不平衡中寻求平衡，而平衡又被新的不平衡所替代的循环运动，推动机体各种活动的正常运行，推动着事物不断地发展。

3. 五行的胜复调节

五行的胜复调节，主要指的是五行系统结构在反常的情况下，就是在局部出现较大的不平衡的情况下，通过相克关系产生的一种大循环的调节作用。可以使一时性偏胜偏衰的五行系统结构，通过调节，重新恢复平衡。

以木为例，如果木气太过，作为胜气则过分克土，使土偏衰，土偏衰不能克水，则水气偏胜而加剧克火，火气受到制约则减弱克金，金气就旺盛，从而克制了太过的木气，使其恢复正常。如果木气不足，会受到金的过分克制，使得木衰无法克土，引起土气偏胜，土气胜则加强克水，使得水衰无法克火，则火气必胜而克金，会使金衰则制木力量减弱，就可以使不足的木气逐渐恢复，以维持正常的状态。

胜复调节，可以使五行系统结构在受到外界因素影响，也就是局部出现较大不平衡状态时，能够通过胜复的自我调控，继续维持系统结构整体的相对平衡。但是，如果单纯有"胜"无"复"，在五行中任何一行出现太过，而没有另一行的相应制约，就会出现胜复调节失控，五行系统结构的协调关系就会被破坏，而盛者愈盛，衰者愈衰，出现紊乱的反冲状态，表现为人体就是发病。

4. 五行相乘、相侮以及母子相及

（1）相乘

① 含义：相乘，是指五行中一行对其所胜一行的过度制约，又称"倍克"。

② 次序：相乘的次序与相克相同，即木乘土、土乘水、水乘火、火乘金、金乘木。

（2）相侮

① 含义：五行相侮，是指五行中一行对其所不胜一行的反向制约，又称"反克"。

② 次序：木侮金，金侮火，火侮水，水侮土，土侮木（见图4-3）。

（3）相乘相侮原因　"太过"和"不及"两种情况。以木为例（见图4-4）。

（4）母子相及　包括母病及子和子病及母两种情况。

① 母病及子：是五行中某一行异常，累及其子行，而导致母子两行都异常。一般是在母行虚弱的情况下，引起子行的不足，导致母子两行都不足。

② 子病及母：是五行中的某一行异常，影响其母行，导致母子两行都异常。子行太过，引起母行的亢盛，导致母子两行都亢盛，称为"子病犯母"；子行不足，累及母行，引起母行不足，导致母子两行都不足，称为"子盗母气"。

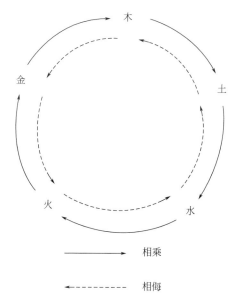

图 4-3　五行相乘、相侮示意图

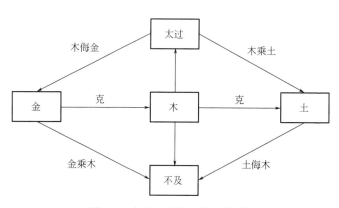

图 4-4　太过、不及（以木为例）

【案例解析】

上文几句话，从各个方面阐述了五行之间相生相克的正常关系、制化胜复的调节以维持自然界的平衡、平衡关系失调时的相乘相侮以及母子相及的现象。

1."亢则害，承乃制"说明五行间的（　　）。

A. 相生　　　　　B. 相克　　　　　C. 相乘

D. 相侮　　　　　E. 制化

2."见肝之病，知肝传脾"，从五行之间的相互关系看，其所指内容是（　　）。

A. 木疏土　　　　B. 木克土　　　　C. 木乘土

D. 木侮土　　　　E. 土侮木

3. 脾病传肾属于（　　）。

A. 相生　　　　　B. 相克　　　　　C. 相乘

D. 相侮　　　　　E. 母病及子

4. 属于"子病犯母"的是（　　）。

A. 脾病及肺　　　B. 脾病及肾　　　C. 肝病及肾

D. 肝病及心　　　E. 肺病及肾

答案：1. E　　　2. C　　　3. C　　　4. C

三、五行学说在中医学中的应用

【案例导入】

《难经》说："见肝之病，则知肝当传之于脾，故先实其脾气。"五行学说在中医学中有哪些应用？

【学习目标】

掌握五行学说在中医学中的应用。

【概念简述】

五行学说在中医学中是如何应用的？

五行学说主要是通过以五行的特性来分析归纳人体脏腑、经络、形体、官窍等组织器官和精神情志等各种功能活动，构建以五脏为中心的生理病理系统，进而与自然环境相联系，建立天人一体的五脏系统，并以五行的生克乘侮规律来分析五脏之间的生理病理联系，指导疾病的诊断和防治。

【重点难点分析】

1. 说明人体的生理功能

（1）确立了天人合一的五脏系统　运用五行学说，建立以五脏为中心、内外联系的天人合一的五脏系统。

（2）说明五脏的生理功能与相互关系　按照五行的特性，将五脏分别归属五行，并说明其生理功能。肝喜条达，有疏泄的功能，木有升发的特性，故肝属"木"；心阳有温煦的作用，火有阳热的特性，故心属"火"；脾为生化之源，土有生化万物的特性，故脾属"土"；肺主肃降，金有清肃、收敛的特性，故肺属"金"；肾主水、藏精，水有润下特性，故肾属"水"。

还说明人体脏腑组织之间生理功能的内在联系。肾（水）藏精以养肝（木），肝（木）藏血以济心（火），心（火）阳可以温脾（土），脾（土）化生水谷以充肺（金），肺（金）清肃下行以助肾（水），这是五脏相互济生的关系（见图4-5）。

肺（金）气清肃下降，可以制约抑制肝（木）阳的上亢；肝

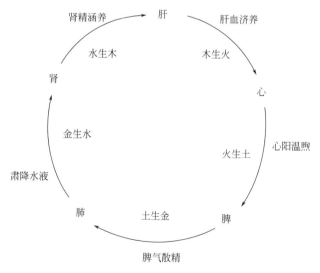

图 4-5　五脏相互济生示意图

（木）气的条达，可以疏泄脾（土）的壅滞；脾（土）气的运化可以制约肾（水）的泛滥；肾（水）的滋润上济，可以抑制心（火）的亢盛；心（火）的阳热，可以制约肺（金）的清肃太过，这就是五脏相互制约的关系（见图4-6）。

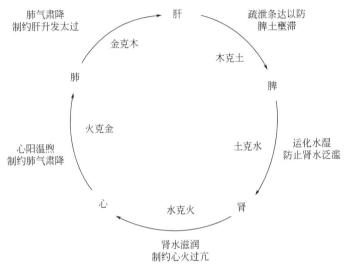

图 4-6　五脏相互制约示意图

2. 说明人体的病理变化

（1）阐述脏腑的发病　按照五脏配五行的理论，五脏外应五时，肝应春，心应夏，肺应秋，肾应冬，脾应长夏。五时六气发生变化，产生六淫邪气，侵犯脏腑而发病。一般脏腑发病以主时之脏首先受邪发病为基本规律。春时，风邪易入肝而导致肝病；夏时，暑邪易入心而导致心病；秋时，燥邪易入肺而导致肺病；冬时，寒邪易入肾而导致肾病；长夏，湿邪易入脾而导致脾病。五时之气，有太过、不及，因此脏腑受病的规律也就不同：时令已至而其气未至，为不及，所胜之脏妄行而反侮，所不胜之脏乘袭而发病，生我之脏也受累；时令未至而其气已至，为太过，侮其所不胜之脏，乘其所胜之脏，累及我生之脏。当然，临床上脏腑的发病并非完全如此，但与时气的变化确实有着密切的关系。

（2）说明脏腑病的传变　五行学说也可以说明病理情况下脏腑间的相互影响和传变，就是一脏发病，可能影响其他脏腑功能，导致其他脏腑发病，这是脏腑病的传变。分母子相及的传变和相侮相乘的传变。

① 子母相及的传变：见图4-7。

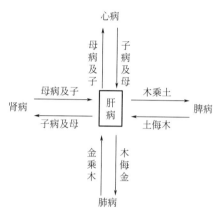

图 4-7　子母相及的传变

② 相侮相乘的传变：见图4-8、图4-9。

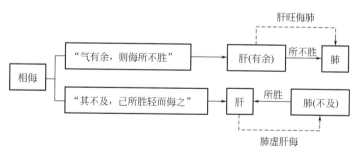

图 4-8　相侮的传变

但是，应当指出的是，在临床上脏腑之间的相互传变是十分复杂的，五行传变只是其中一个方面，而且脏腑病不都是按照五行规律传变的。

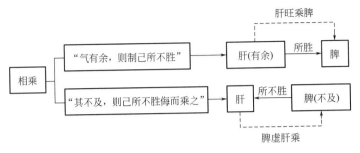

图 4-9 相乘的传变

3. 判断疾病的预后

疾病的发展趋势，有顺逆的区别，这些可以在面色、声音、口味、脉象等方面反映出来。因而可以通过患者面色、声音、口味、脉象的变化，判断疾病的预后。五脏与五音、五色、五味以及脉象的变化，在五行分类归属上有一定的联系，所以，在临床诊断疾病时，综合望、闻、问、切四诊的材料，运用五行生克的理论，来推断病情。

4. 指导疾病的诊断

五行学说以事物五行属性归类和生克乘侮规律确定五脏病变的部位。如面青、喜酸、脉弦是肝病的表现；面赤、喜苦、脉洪则是心病的体现。

（1）预防疾病的传变 疾病的发生主要是由于人体脏腑阴阳气血功能失调所致，而脏腑功能的失调，也必然反映于内脏生克制化关系的失常。疾病的传变是一脏受病而波及他脏，或他脏受病而传及本脏。所以，在治疗时，除了对本脏进行适当处理外，也应该考虑到与有关脏腑的传变关系，并且根据五行学说的生克乘侮规律，调整太过或不及，以控制疾病的传变，使之恢复其正常的功能活动。如《难经》所说："见肝之病，则知肝当传之于脾，故先实其脾气。"这就充分体现了中医的整体观念。

然而，疾病的传变，取决于脏腑的功能状态。即五脏虚则传，实则不传。当然，在临床中，既要掌握疾病在发展过程中的传变规律，防患于未然，又要具体病情具体分析，辨证论治，不能机械运用五行规律，灵活对待。

（2）确立治则与治法

① 根据相生规律确定治疗原则

a. 治则

{ 虚则补其母——适用于母子关系的虚证
  实则泻其子——适用于母子关系的实证

b. 常用治法

滋水涵木法（补肾养肝法）——滋肾阴以养肝阴

益火补土法（温补脾肾法）——温肾阳以补脾阳

培土生金法（健脾补肺法）——补脾气以养肺气

金水相生法（滋养肺肾法）——滋养肺肾之精气

② 根据相克规律确定治疗原则

a. 治则

{ 抑强——适用于太过所致的相乘与相侮
  扶弱——适用于不及所致的相乘与相侮

b. 常用治法

抑木扶土法（疏肝健脾法）——适用于肝郁脾虚（肝脾不和）证

培土制水法（健脾利水法）——适用于脾虚水泛证

佐金平木法（泻肝清肺法）——适用于肝火犯肺证

泻南补北法（滋阴降火法、滋肾泻心法）——适用于心肾不交证

③ 五志相胜法

{ 悲为肺志，属金；怒为肝志，属木。金能克木，故悲能胜怒。
  恐为肾志，属水；喜为心志，属火。水能克火，故恐能胜喜。
  怒为肝志，属木；思为脾志，属土。木能克土，故怒能胜思。
  喜为心志，属火；忧为肺志，属金。火能克金，故喜能胜忧。
  思为脾志，属土；恐为肾志，属水。土能克水，故思能胜恐。

④ 指导针灸取穴

针灸疗法中,手足十二经脉的"五输穴"配五行,井属木,荥属火,输属土,经属金,合属水。在针灸治疗中,根据病证,按五行生克规律选穴施治。

【案例解析】

《难经》所谓的"实脾",就是健脾、调补脾气。脾为土,肝为木,肝旺则易乘脾,肝木病变,当先健运脾土,以防其传变。脾胃不伤,则疾病不传,并且容易痊愈。五行学说的实际应用中即包括预防疾病的传变。故《金匮要略》也指出:"见肝之病,知肝传脾,当先实脾,四季脾旺不受邪,即勿补之。"

【知识考核区】

1.据五行相生规律确立的治法是 (   )。

A. 培土生金　　　　　　　　B. 佐金平木

C. 泻南补北　　　　　　　　D. 抑木扶土

E. 培土制水

2."泻南补北"法适用于 (   )。

A. 肾阴虚而相火妄动　　　　B. 心阴虚而心阳亢

C. 肾阴虚而心火旺　　　　　D. 肾阴虚而肝阳亢

E. 肾阳虚而心火越

答案:1. A　　2. C

小　结

1. 五行的特性

木曰曲直;火曰炎上;土爱稼穑;金曰从革;水曰润下。

2. 五行学说的主要内容

五行相生相克;五行制化胜复及调节;五行相乘、相侮以及母子相及。

3. 五行学说在中医学中的运用

说明人体的生理功能;说明人体的病理变化;判断疾病的预后;指导疾病的诊断。

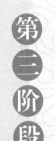

第三阶段

五脏六腑　人身之本

第五周
藏象学说
(Theory of Visceral Manifestation)

一、藏象绪论

【案例导入】

张景岳在《类经》中说："象，形象也。脏居于内，形象于外，故曰藏象。"

藏象是什么概念？藏象包括什么？

【学习目标】

掌握藏象的基本概念。

掌握藏象学说的特点。

熟悉脏腑的生理功能特点及意义。

【概念简述】

什么是藏象？

"藏象"一词，首见于《黄帝内经》之《素问·六节藏象论》。藏，指藏于体内的脏腑组织器官；象，指表现于外的生理、病理现象。藏象即指藏于体内的脏器及其表现于外的生理、病理现象。脏腑虽藏于体内，但其生理功能和病理变化均有征象变现于外。

【重点难点分析】

1. 藏象学说的特点

藏象即指藏于体内的脏器及其表现于外的生理、病理现象。藏象概念中的五脏，分别代表着五个子系统，即心、肺、脾、肝、肾五个系统。五个子系统之间相互联系、相互制约，而每个子系统又与六腑、五官、九窍、五华、五体、五液、五志相联系，与自然界的阴阳五行相通应。

脏象学说的特点，主要体现在以五脏为中心的系统整体观，表现在以下几个方面（见表5-1）。

表 5-1　以五脏为中心的系统整体观

系统	五脏	六腑	在形	其华	开窍	志	液
心系统	心	小肠	脉	面	舌	喜	汗
肝系统	肝	胆	筋	目	目	怒	泪
脾系统	脾	胃	肌肉	唇	口	思	涎
肺系统	肺	大肠	皮	毛	鼻	忧	涕
肾系统	肾	膀胱	骨	发	耳、二阴	恐	唾

（1）以脏腑分表里，一阴一阳相为表里，脏与腑是一个整体　五脏另加心包其数为六，与六腑互为表里　心与小肠、肺与大肠、脾与胃、肝与胆、肾与膀胱，以及心包与三焦，构成表里关系。其主要依据是经络循行路线的阴阳相对和相互络属；相表里之一脏一腑之间在生理功能上紧密联系。

（2）五脏与形体诸窍联结成一个整体　形体，广义上是指人的整个躯体，而藏象学说中的形体基本上是指皮、肉、筋、脉、骨，简称"五体"。官窍，即五官九窍。官，指人体有特定功能的器官。窍，即孔窍，是人体内部脏腑与外界相通应的门户。藏象学说的整体观认为，五脏各有外候，与形体诸窍之间既有整体的联系，一脏与多体多窍相联，一体一窍与五脏皆相通，但又有特定的相关性，如心，其华面，其充在血脉，开窍于舌；肺，其华在毛，其充在皮，开窍于鼻。

（3）五脏的生理活动与精神情志密切相关　藏象学说中，人的精神情志与意识思维活动与五脏的生理活动密切相关。而精神情志与意识思维活动的失常，势必反作用于五脏，从而影响五脏的生理功能。故《素问·宣明五气》有"心藏神、肺藏魄、肝藏魂、脾藏意、肾藏志"等内容。

（4）五脏生理功能的平衡协调，是维持机体内在环境相对恒定的重要环节　通过五脏与形体诸窍的联系及五脏与精神情志活动的关系，以沟通机体内外环境之间的联系，维系机体内外环境之间的相对平衡协调关系。

2. 脏腑的分类及其生理特点

藏象学说以脏腑为其基础。脏腑是人体内脏的总称，根据脏腑的部位、形态不同，生理功能有别，将人体脏腑系统分为五脏、六腑和奇恒之腑三类。五脏，即心、肺、脾、肝、肾；六腑，即胆、胃、大肠、小肠、三焦、膀胱；奇恒之腑，即脑、髓、骨、脉、胆、女子胞，因其有异于六腑，故称奇恒之腑（见表5-2）。

表 5-2　脏腑的形态结构与功能特点

脏腑	形态结构	功能特点
五脏	实质性器官	化生贮藏精气,藏而不泻
六腑	空腔性器官	受盛传化水谷,泻而不藏
奇恒之腑	空腔性器官	形态中空,类似六腑;功能贮藏精气,与五脏相似

五脏的共同生理特点是主化生、贮藏精气，藏而不泻。《素问·五脏别论》说："所谓五脏者，藏精气而不泻也，故满而不能实。"此处的"精气"包括精、气、血、津液等人体各种精微物质。"满而不能实"是指五脏内充满精气，但不能像六腑传化水谷那样虚实更替。

六腑的共同生理特点是主受盛、传化水谷，泻而不藏。《素问·五脏别论》亦有："六腑者，传化物而不藏，故实而不能满也。"这里的"实而不能满"是指六腑在进食后充满水谷，但应及时传化，虚实交替。

五脏与六腑之所以生理功能特点不同，是因为其形态有异：五脏多为实质性器官，故贮藏精气；六腑多为中空器官，故传化水谷。

此外，五脏藏神，神志活动归属于五脏；而六腑中除胆外，一般与神志活动没有直接联系。

奇恒之腑虽然形态上多为中空而类似于六腑，但其功能特点却为贮藏人体阴精，藏而不泻，与六腑显著有别，而与五脏类似，故称其为"奇恒之腑"。奇恒之腑除脑、胆外，多与神志活动无直接关系。

【案例解析】

藏象学说是研究人体各个脏腑的生理功能、病理变化及其相互关系的学说。它在中医学理论体系的建立中占有极其重要的地位，并对阐述人体的生理、病理以及指导临床实践产生巨大的影响。张景岳在《类经》中说道："象，形象也。脏居于内，形象于外，故曰藏象。"藏象学说以五脏为基础，也是中医学整体观念的一种体现。

【知识考核区】

1. 藏象的基本含义是（　　　）。

A. 以五脏为中心的整体观　　　B. 内脏的解剖形象

C. 脏腑的生理功能　　　　　　D. 脏腑的病理表现

E. 藏于体内的内脏及其表现于外的生理病理现象

2. 五脏共同的生理特点是（　　　）。

A. 传化物　　　　　　　　　B. 实而不能满

C. 藏精气　　　　　　　　　D. 泻而不藏

E. 以上均非

3. 心在体为（　　　）。

A. 筋　　　　　　　　　　　B. 肉

C. 骨　　　　　　　　　　　D. 脉

E. 皮

4. 与肺相表里的是（　　　）。

A. 胆　　　　　　　　　　　B. 胃

C. 小肠　　　　　　　　　　D. 大肠

E. 膀胱

答案：1. E　　2. C　　3. D　　4. D

二、五脏

（一）肝

【案例导入】

王某，女，42岁，最近两周出现两胁胀满，善太息，情志抑郁，咽喉有异物感，咽之不下，吐之不出，月经不调，乳房胀痛，脉弦，胎薄白。

该病涉及哪个脏腑？如何通过中医学知识进行辨证论治？

【学习目标】

掌握肝脏的生理功能和生理联系。

【概念简述】

中医认为的肝脏是一个怎样的脏腑？

《素问·灵兰秘典论》"肝者，将军之官"，肝为刚脏，体阴而用阳，位于横膈之下，右胁之内，肝与胆相表里，开窍于目，其华在爪，在体合筋；肝的经脉循行于两侧胁肋、小腹和外生殖器等；肝五色属青，五味为酸；肝性喜条达而恶抑郁，与春气相应。

【重点难点分析】

1. 肝的生理功能

（1）主疏泄　主，有主持掌管之意；疏：疏通，畅达；泄：发散，升散；是指肝具有疏通全身气机，使气机条畅的功能，主要体现在调畅气机，促进血和津液的运行，促进脾胃运化水谷精微，调畅情志，调节生殖。

① 调畅气机：气机指的是气的"出、入、升、降"运动，气的升降出入协调平衡称之为气机平衡。肝主疏泄，疏通全身气机，运行血及津液。肝失疏泄，气机郁结，血行不畅，津行失常，故有"气行则血行，气滞则血瘀，气行水行，气滞而水停"之说。

② 促进脾胃运化：肝主疏泄是保持脾胃正常消化吸收的重要

条件。肝对脾胃消化吸收功能的促进作用，是通过协调脾胃的气机升降和分泌、排泄胆汁而实现的（见图 5-1）。

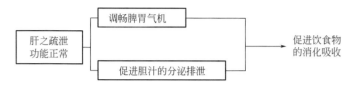

图 5-1　肝主疏泄之促进脾胃运化

③ 调节情志：情志乃是人对自然客观事物所表现出来的喜、怒、忧、思、悲、恐、惊等情感形式，肝调畅气机，促进气血津液的运行，气血作为情志活动的物质基础，气血和调，脏腑功能正常，情志活动随之正常。

④ 调节生殖：肝的经脉循行于人体外生殖器等部位，与生殖功能的正常与否有很大的联系，肝失疏泄，女子出现月经紊乱、经行不畅、痛经闭经等，男子则排精不畅、遗精、滑精、阳痿或不射精等症状。

（2）肝藏血　指肝具有贮藏血液、调节血量等功能（见图 5-2）。

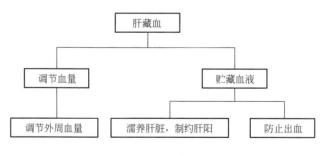

图 5-2　肝藏血

2. 肝的生理联系

（1）肝合胆　正如一成语言"肝胆相照"，肝胆相表里。

（2）肝在体合筋，其华在爪　筋骨有赖于肝血的滋养和肝气的疏泄，肝血充足，筋得其养，故肝为"罢极之本"。爪，指的是指甲和趾甲，爪为筋之余，同样受肝血的濡养。

（3）肝开窍于目　"肝受血而视。"目得肝血滋养和肝气疏泄方能发挥正常视觉。

（4）肝在志为怒　过怒伤肝，怒则气上，肝失疏泄，不能很好地调节情志，急躁易怒，失眠多梦。

（5）肝在液为泪　泪为肝之液，具有润滑和保护眼睛的功能，当肝功能发生病理变化时，也能反映在泪，肝经风热，出现目赤流泪、眼睛肿痛；肝阳不足时，两眼干涩、无泪。

肝的生理功能与生理联系见图 5-3。

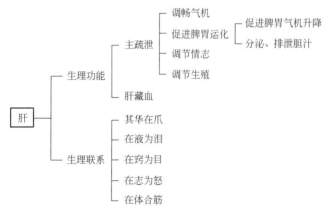

图 5-3　肝的生理功能与生理联系

【案例解析】

病例中患者肝失疏泄，气机郁滞，经气不利，故有胸胁胀满，情志寡欢善太息。肝郁气滞，血行不畅，气血不调，见有月经不调、乳房胀痛。气郁生痰聚结于喉咙，咽喉有异物感。本证多与情志因素有关，重在疏肝理气。

【知识考核区】

1. 主筋的一脏是（　　）。

A. 心   B. 肺

C. 肝   D. 脾

2. 与肝主疏泄关系最不密切的生理现象是（   ）。

A. 气的升降出入   B. 情志的调畅

C. 饮食物的消化   D. 腠理的开张

3. 论五脏的阴阳属性，肝为（   ）。

A. 阳中之阳   B. 阳中之阴

C. 阴中之阳   D. 阴中之阴

答案：1. C   2. D   3. C

（二）心

【案例导入】

李某，50岁，机关干部，平素常感胸闷，自诉有时心悸、气促。近半月以来，感觉明显不适，胸中有空虚感，夜间尤甚，常因胸口憋闷醒来，醒后自觉烦闷不安，下床行走后稍有缓解，因病情加重，去医院行心电图检查，结果显示：窦性心律过缓，心率47次/分。

该病涉及哪个脏腑？如何通过中医学知识进行辨证论治？

【学习目标】

掌握心脏的生理功能和生理联系。

【概念简述】

中医中的心脏有什么生理特性和功能？心与其他脏腑有什么联系？

在中医基础理论中，心属五脏之一，位于胸腔偏左，横膈之上，肺之下，主宰血液的生成和运化，司管人体的精神情志。心与小肠相表里，在形合脉，其华在面，开窍于舌，在液为汗，在志为喜，五行属火，与自然界夏之阳气相通。

《黄帝内经》中讲："心者，君主之官，神明出焉。"则是说，心是五脏六腑之大主，生血运血，输布血液和营养物质到全身各处，供给全身脏腑、形体、官窍；再者，心藏神，主管神志，统摄其他脏腑，掌管人的精神、意识和思维活动。

【重点难点分析】

1. 心的生理功能

（1）心主血脉　血，指血液，是人体重要的营养物质。脉，指经脉，为气血运行的通路，中医又称之为"血府"。心主血脉，是指心脏推动血液在脉管内运行的生理功能。心主血又主脉（见图 5-4），故《素问·痿论》有："心主身之血脉。"

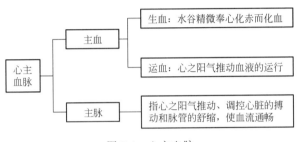

图 5-4　心主血脉

① 心主血：即心能推动和调控血液的生成和运行，以输送营养物质到全身脏腑、形体、官窍。

② 心主脉：即心能推动和调控心脏的搏动和脉道通利，血流通畅，将营养物质输送全身脏腑、形体、官窍。心脏有规律地跳动，与心脏相通的脉管也随之产生有规律的搏动，称之为"脉搏"。

（2）心藏神　又称心主神明或心主神志，即心脏掌管人的精神、意识和思维活动。《素问·灵兰秘典》："心者，君主之官，神明出焉。"

从整体观念来看，中医学认为，人的各种生理功能包括神志活动，统属于五脏，是脏腑功能的重要组成部分，而且人的情志活动以五脏精气作为物质基础。而心又是五脏的总属，故心主神明。《灵枢·邪客》："心者，五脏六腑之大主也，精神之所舍也。"《类经·疾病类》："心为五脏六腑之大主，而总统魂魄，并该意志，故忧动于心则肺应，思动于心则脾应，怒动于心则肝应，恐动于心则肾应,此所以五志唯心所使。"

血液为神志活动的物质基础,有了血液,神才有了依附,故心主血的功能决定了心主神志的功能。《灵枢·营卫生会》:"血者,神气也。"

心主血脉和心主神志二者紧密关联:

心血充养——物质基础

心主神志——主宰力量

2. 心的生理联系

(1)在志为喜 心在志为喜,是指心的生理功能与精神情志活动的"喜"有关。即是说五志之中,喜为心志。喜乐愉悦,对于人体属于良性刺激,有益于心主血脉等生理功能。

(2)在液为汗 汗液,是人体津液经过阳气的蒸化,从汗孔排出的液体。因为汗为津液所化生,血与津液又同出一源,均为水谷精气所化生;而心主血,血液由心而生,故有"汗为心之液"的说法。

(3)在窍为舌 心在窍为舌,是指舌为心之外候,又称"舌为心之苗"。舌的主要功能是主司味觉,表达语言(见表5-3)。

表5-3 心与舌象的联系

联系基础 (功能)	生理意义	病理意义
心主血脉心藏神	心血充足,心神正常:舌质红润,味觉灵敏,舌体运动灵活,语言流利	心血不足:舌淡白,味觉减退 心血瘀阻:舌紫暗有瘀斑 心神失常:舌卷,舌强 心火上炎:舌红,口舌生疮 心阴不足:舌红少苔,有裂纹

(4)在体合脉 脉,即经脉、血脉,亦称血府。在体合脉,是指全身的血脉统属于心,心脏不停地搏动,推动血液在经脉内运行,维持人体的生命活动,故脉与心脏的联系最为密切。我们可以通过把脉知道全身各部的生理病理状态,这也取决于心在体合脉。

(5)其华在面 其华在面,是说心的生理功能正常与否,可以反映于面部的色泽变化。人体面部的血管网非常丰富,而心主血脉，故面部的颜色与光泽可以反映出心脏气血的盛衰，故称心"其华在面"。

心的生理功能与生理联系见图5-5。

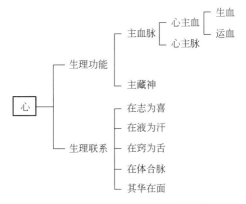

图 5-5　心的生理功能与生理联系

【案例解析】

病例中患者心阳虚衰，鼓动无力，故常感到胸口憋闷、气喘、心律不齐；同时伴有心血亏虚，故同时有周身不适、睡眠困难。本病脏腑辨证在心，治宜益心气、振心阳，佐以养血安神。

【知识考核区】

1."心为五脏六腑之大主"是因为（　　　）。

A. 心主血脉　　　　　　　　B. 心为君主之官

C. 心主神志　　　　　　　　D. 心在体合脉

2. 心主血的作用是指心对血液具有（　　　）。

A. 使血在脉中运行而不溢出脉外

B. 促使脉道通畅

C. 与脉形成一个密闭系统

D. 推动血液运行周身

3. 与精神意识思维活动关系最密切的脏腑功能是（　　　）。

A. 肝的疏泄功能　　　　　　B. 肾的藏精功能

C. 脾的运化功能　　　　　　　　D. 心主神志功能

4. 心其华在面的道理是（　　）。

A. 心在志为喜，喜笑容易显现在面部

B. 心主神志，心之所想易反应在面部

C. 心为火脏，其性炎上

D. 心主血脉，面部血脉丰富，易反映心之变化

答案：1. C　　2. D　　3. D　　4. D

（三）脾

【案例导入】

彭某，男，43 岁，反复晨起腹泻 5 年，复发 3 周。患者于 5 年前因贪食生冷，腹部受凉，遂泻稀水便数日，后反复发作。3 周前因受凉复发晨泻稀溏，每便日数次。诊见：晨起腹泻 2～4 次，完谷不化，脘腹胀满；脐腹冷痛喜暖，形寒肢冷，舌淡，苔白，脉沉细。

如何通过中医学知识进行辨证论治？

【学习目标】

掌握脾脏的生理功能和生理联系。

【概念简述】

脾脏有什么样的功能？脾脏对于人体有多重要呢？

脾为人的后天之本，人类后天生存所需的营养物质来源于脾。脾的主要生理功能为主运化，主统血，主升清。饮食不洁或不节制都会对脾造成一定程度的伤害。诚如《内外伤辨惑论》："苟饮食失节，寒温不适，则脾胃乃伤。"

【重点难点分析】

脾位于人体中焦，横膈之下的腹腔内。脾的阴阳属性被称为阴中之至阴，在五行中属土。

脾胃为后天之本，气血生化之源，人出生之后，全赖于脾胃运化的水谷精微以化生气血来维持生命活动。

1. 脾的生理功能

脾的生理功能主要是主运化，主统血，主升清。《医经原旨》："脾胃者，仓廪之官，五味出焉。"

（1）主运化

① 运化水谷：水谷，泛指各种饮食物；运化水谷指脾对饮食物的消化、吸收、散布、转化等作用，既对饮食物进行消化吸收，亦转运输布及转化精微物质为气血津液（见图5-6）。

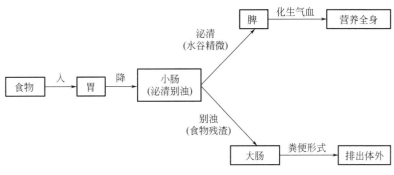

图 5-6　脾主运化水谷

若脾气虚损，运化水谷的功能减退，则机体的消化吸收功能失常，则可出现纳差、腹胀、便溏，以及倦怠乏力、消瘦、头晕目眩等气血化生不足等病变。

② 运化水液：指脾对水液的吸收、转输和布散功能。一方面指摄入到人体内的水液，需经脾运化转输，运输到身体周身、脏腑，发挥滋润作用。另一方面指代谢后的水液及某些废物，经过脾转输至肺、肾，通过肺、肾的气化作用，化为汗尿，排出体外。

若脾虚，运化水液的功能减退，就会出现水液代谢的失常，出现湿、痰、饮，甚至水肿等病变。也就是水液停聚在某个部位，而产生的各种水液代谢障碍病变。"脾主土，候肌肉，土性本克水，今脾气衰微，不能克消于水，水气流溢。散在皮肤，故令肿也。"（《诸病源候论》）

（2）主统血

① 脾气固摄血液，令其在脉管内运行，而不溢出脉外。

② 脾通过运化水谷精微化生血液的功能。

脾气健旺，生血充盈；脾气强健，血液才得以正常运行而不溢出脉外。若脾气亏虚，统摄血液功能失职，致血液外溢，会出现出血（便血、崩漏、肌衄）。

（3）主升清

① 升清：指脾将水谷精微上输心肺、头目，发挥濡养的作用。若脾不升清，则水谷精微不能输布于头面部，可见面色无华、头晕目眩。水谷并走大肠，则可见腹胀、腹泻等。

② 升提：脾气充足，固摄某些内脏于恒定的位置，防止内脏下垂。若脾气虚弱，升举无力，导致脏器脱垂，如胃下垂（见图 5-7）、肾下垂、子宫脱垂（又名"阴挺"）、脱肛（又名"直肠脱垂"），也即中气下陷证。

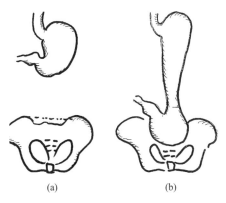

(a)   (b)

图 5-7　胃下垂

（a）正常胃与骨盆关系；（b）胃下垂

2. 脾的生理联系

（1）在体合肌肉、主四肢

① 生理：脾之运化与四肢、肌肉充养及其功能的正常发挥密切相关。

② 病理：脾失健运可致肌肉软弱无力，甚至痿废不用。若脾虚，则四肢失养消瘦。

（2）开窍于口、其华在唇

① 生理：脾气健旺，则食欲旺盛，口味正常，口唇红润光泽。

② 病理：脾失健运，则食欲不振，口味异常，口唇淡白不泽。

（3）在志为思、藏意　思虑过度伤脾指思虑过度会影响机体的正常生理活动，其中最主要是影响气的正常运行，导致气滞与气结。比如说思过度则气结。思虑过度会导致脾胃气机郁结，脾失健运，出现纳呆、脘腹胀满，甚至头目眩晕、健忘等。

（4）在液为涎　涎为口津，唾液中较清稀的为涎。《素问·宣明五气》："五脏化液……脾为涎。"脾虚则流涎；脾阴不足，涎不化生，口干舌燥。

脾的生理功能、特性与生理联系见图5-8。

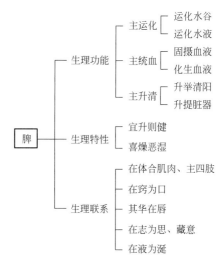

图 5-8　脾的生理功能、特性与生理联系

【案例解析】

此例中患者 5 年前饮食生冷，损伤脾阳，寒从中生，形成中焦虚寒证。阳虚失运化，寒从内生，寒凝气滞，故脐腹冷痛喜

暖。脾阳虚衰，运化失权，则食少腹胀、大便稀溏。因其脾虚日久，"五脏之伤，穷必及肾"，则形成脾肾阳虚证，所以患者出现晨泻。治疗是以温补脾肾为主的药物进行补益脾阳，提高脾的运化功能。

【知识考核区】

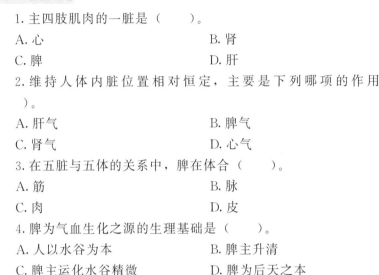

1. 主四肢肌肉的一脏是（　　　）。

A. 心 　　　　　　　　　　　　B. 肾

C. 脾 　　　　　　　　　　　　D. 肝

2. 维持人体内脏位置相对恒定，主要是下列哪项的作用（　　　）。

A. 肝气 　　　　　　　　　　　B. 脾气

C. 肾气 　　　　　　　　　　　D. 心气

3. 在五脏与五体的关系中，脾在体合（　　　）。

A. 筋 　　　　　　　　　　　　B. 脉

C. 肉 　　　　　　　　　　　　D. 皮

4. 脾为气血生化之源的生理基础是（　　　）。

A. 人以水谷为本 　　　　　　　B. 脾主升清

C. 脾主运化水谷精微 　　　　　D. 脾为后天之本

答案：1. C 　　 2. B 　　 3. C 　　 4. C

（四）肺

【案例导入】

张某，男，47岁，以咳嗽、痰多、潮热、盗汗1个月，咯血2天入院。患者1个月前患感冒后出现咳嗽、咳痰黄稠，伴潮热、盗汗。现症见咳嗽、少量咯血，血丝痰呈鲜红色，伴五心烦热、盗汗、形体消瘦、口干欲饮，舌红苔少，脉细数。

如何通过中医学知识进行辨证论治？

【学习目标】

掌握肺脏的生理功能和生理联系。

【概念简述】

中医如何理解肺脏?

肺脏位于人体的胸腔内,胸膈上方,左右各有一个,向上连接气管,并且通过口鼻与外界直接相通。在五脏中,肺的位置最高,所以有"华盖"的称呼,因为其中医上的生理特性,也被叫作"娇脏"。按五行分,肺属金,与六腑中的大肠互为表里,在体合皮,在窍为鼻,其华在毛,与自然界的秋气相通应。

【重点难点分析】

1. 肺的生理功能

(1) 主气、司呼吸

① 主呼吸之气:中医认为,通过呼吸,我们排出体内的浊气,吸入自然界的清气,肺不断地呼浊吸清,吐故纳新,完成了体内外气体的正常交换,并促进气的生成,调节着气的升降出入运动,从而维持正常的新陈代谢和生命活动。

② 主一身之气:指肺有主司一身之气的生成和运行的作用,取决于肺司呼吸功能。主要体现在两个方面:一是主一身之气的生成;二是调节一身之气的升降出入运动(气机)(见图5-9)。

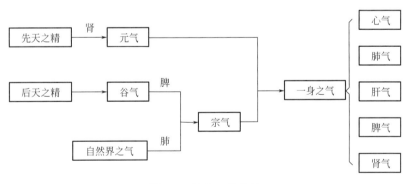

图 5-9　肺主一身之气

(2) 主宣发与肃降　主宣发,指的是肺气具有向上、向外升宣布散的生理功能;主肃降,指的是肺气具有向下通降和使呼吸道保持清洁的功能。

①宣发卫气，调节腠理开合。

②通过肺的气化，排出浊气。

③将脾转输的水谷精微与津液布散于全身，外达于皮毛。

④吸入自然界清气。

⑤向下布散肺吸入的清气与脾转输至肺的水谷精微和津液。

⑥肃清呼吸道，通过肃降排出呼吸道痰一类的异物，保持呼吸通畅。

（3）肺朝百脉、主治节

① 朝百脉：是指全身的血液都流经于肺，通过肺的呼吸，进行气体交换后，再将含有清气的血液输送到全身。肺朝百脉，是气运血的具体体现。

② 主治节：是指肺辅助心治理调节全身气、血、水的运行、输布。

（4）主通调水道　指的是肺的宣发、肃降功能对人体的水液代谢有疏通、调节的作用（见图5-10）。

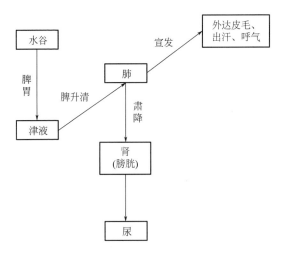

图 5-10　肺主通调水道

2. 肺的生理联系

（1）肺在志为忧、藏魄　五志中的忧，或者七情中的悲、忧，都属于肺。《素问·举痛论》中说"悲则气消"，因为肺主气，过度的忧虑、悲伤就容易损伤肺脏。当肺脏比较虚弱的时候，受到别的刺激，人就容易产生悲伤的情绪。

（2）肺在窍为鼻　"鼻为肺之窍，喉为肺之门户。"鼻子、咽喉都与肺直接相连，是肺与外界联系的通道，外邪入侵肺脏，也经常通过口鼻进入。

（3）肺在液为涕　肺脏被外界邪气侵入而导致疾病时，常见的症状就是流涕。涕，原本是鼻分泌的黏液，用来滋润鼻腔，抵御外邪，帮助肺进行呼吸。肺脏发生疾病，涕的分泌也会变得异常。

（4）肺在体合皮　皮，也就是我们的皮肤。一方面，肺气宣发，将卫气散布体表，温润皮肤、抵御外邪、开合汗孔；另一方面，肺气宣发，将津液和水谷精微散布到体表，滋养皮肤，使其红润光泽。

（5）肺其华在毛　毛，就是指毫毛。与皮肤类似，肺气宣发，将脾胃运化得到的水谷精微输送到毫毛，提供营养，使其光泽黑亮。

肺的生理功能与生理联系见图5-11。

【案例解析】

病例中患者1个月前因风热袭肺，久病不愈，迁延日久，耗伤津液，发展至肺阴虚；虚热伤津，表现为五心烦热、盗汗、形体消瘦；热伤血络，表现为少量咯血、血丝痰。治宜清热养阴、润肺生津。

【知识考核区】

1. 一个完整的呼吸运动，中医认为主要依靠下列哪两脏共同完成（　　）。

A. 心肺　　　　　　　　　　B. 肺脾

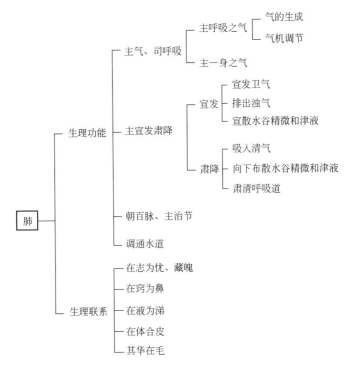

图 5-11　肺的生理功能与生理联系

C. 肺肾 　　　　　　　　　　　　　D. 脾肾

2. 肺为娇脏的临床意义是 (　　　)。

A. 肺叶娇嫩容易破裂

B. 肺质地较轻，得水而浮

C. 肺主气、主宣发肃降

D. 六淫外邪侵犯人体最易伤肺发病

3. 在五脏与五体的关系中，肺在体合 (　　　)。

A. 筋 　　　　　　　　　　　　　B. 脉

C. 肉 　　　　　　　　　　　　　D. 皮

答案：1. C　　2. D　　3. D

（五）肾

【案例导入】

孙某，女，34岁。患者婚后6年中，曾4次妊娠，但均在怀孕3个月内出现漏红现象而自然流产。平素腰膝酸软，劳累后尤甚，神疲乏力，气短懒言，尿频数而清长，面白无华，舌淡苔白，脉沉弱。

如何通过中医学知识进行辨证论治？

【学习目标】

掌握肾的生理功能和生理联系。

【概念简述】

在中医上是如何理解肾脏的？

肾位于人体腹腔腰部，脊柱两旁，左右各一。肾藏先天之精，主生殖，为人体生命之本原，故称肾为"先天之本"。肾在阴阳属性中被称为"阴中之阴"，在五行中属水，在六腑中与膀胱相为表里。《素问·灵兰秘典论》："肾者，作强之官。"

【重点难点分析】

1. 肾的主要生理功能

（1）藏精、主生长发育与生殖　肾为封藏之本，封藏精气为其主要生理功能。《素问·六节藏象论》说："肾者，主蛰，封藏之本，精之处也。"精，又称精气，是构成人体和维持人体生命活动的最基本物质，是生命之源，是脏腑、形体、官窍功能活动的物质基础（见图5-12）。

①主生长发育：指肾中精气盛衰是机体生、长、壮、老、已的根本。《素问·上古天真论》记述了肾中精气由未盛到逐渐充盛，由充盛到逐渐衰少继而耗竭的演变过程。幼年，精气逐渐旺盛，齿更发长；青年，精气旺盛，具备生殖能力；老年，精气衰减，逐渐衰老，发白耳聋目花。

②主生殖：肾的精气是构成胚胎发育的原始物质，又是促进

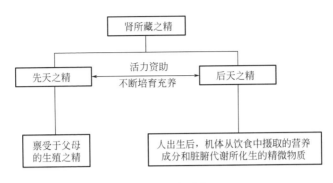

図 5-12　肾藏精

生殖功能成熟的物质基础。人到青春期，肾的精气进一步充盛，体内产生一种叫"天癸"的物质，即由肾精化生，能促进生殖器官发育成熟并维持性及生殖功能的物质或功能，这时人的生殖器官已发育成熟，男子出现排精，女子月经初潮，从而具备了生殖能力并维持到一定的年龄。因此，当人步入老年，精气逐渐衰竭，"天癸"这种物质也就会消失，从而丧失生殖能力。

（2）主水和气化　肾主水，主要指肾中精气的气化功能，对于体内津液的输布和排泄、维持体内津液代谢的平衡起着重要的调节作用。主要体现在以下两个方面。

① 肾的气化作用对全身津液代谢的促进作用：进入人体的水液，必须在阳气的蒸化下，像雾露一样输布于全身，发挥其滋润濡养作用。而代谢后的水液，也要经过气化，才能化为汗、尿等排泄于人体外部。

② 肾升清降浊，司膀胱的开合：中医学认为，代谢过程中的部分水液可下达于肾，经过肾的气化，清者上达于肺，重新参与水液代谢，而浊者下注膀胱，化成尿液，排出体外。

（3）主纳气　纳，即收纳、摄纳之意。肾摄纳肺所吸入的清气，防止呼吸表浅。实际上，肾主纳气，是肾封藏作用在呼吸运动中的具体体现。

2. 肾的生理联系

（1）在志为恐、藏志　肾在志为恐，则恐伤肾。《素问·举痛论》说："恐则气乱，惊则气下。"恐作为一种不良的刺激，不利于机体气机的运行，会出现大小便失禁的情况。志，是指记忆的保持，所以老年人会因为肾气衰而出现健忘的现象。

（2）在窍为耳和二阴　中医认为，耳的听觉功能与肾的精气盛衰有密切关系。只有肾精充足，耳有所养，才能保持正常的听力。二阴指前阴和后阴。前阴有生殖和排尿的作用，后阴即肛门，起排泄糟粕的作用。

（3）主骨生髓通于脑　肾藏精，精生髓，髓养骨，髓聚上通于脑，故有"脑为髓海"之说。骨、髓、脑三者赖肾精的充养。齿与骨同出一源，亦有肾精所充养，故称"齿为骨之余"。所以肾精不足易导致牙齿松动。

（4）其华在发　中医上称"发为血之余"，肾精能生血，血能生发。精血同源、互化，精足则血旺。

（5）在液为唾　唾，质地较稠厚，由肾精化生。

肾的生理功能与生理联系见图5-13。

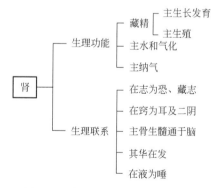

图 5-13　肾的生理功能与生理联系

【案例解析】

病例中患者可能由于先天禀赋不足或者长期劳作，导致肾气不固，从而出现易流产、带脉失约以及神疲乏力、气短懒言等气虚症状。所以应该补肾精、固涩肾气。

【知识考核区】

1.肾被称为"先天之本"的原因是（　　　　）。

A.肾藏先天之精　　　　　　　　B.肾藏后天之精

C.肾主骨　　　　　　　　　　　　D.肾主纳气

2.肾主纳气的主要生理作用是（　　　　）。

A.有助于元气的生成　　　　　　B.有助于宣发肺气

C.有助于固摄精气　　　　　　　D.有助于呼吸保持一定深度

3."天癸"的产生取决于（　　　　）。

A.先天禀赋的强弱　　　　　　　B.元气的充沛

C.肾中精气的充盈　　　　　　　D.后天之精的充养

4.主骨生髓的脏腑是（　　　　）。

A.心　　　　　　　　　　　　　　B.肾

C.胃　　　　　　　　　　　　　　D.肝

答案：1.A　　　2.D　　　3.C　　　4.B

三、六腑

【案例导入】

张某，男，30岁，面目一身俱黄，大便色白，溲色黄赤，两脉沉涩，按之弦数。

此病涉及什么脏腑？如何辨证？

【学习目标】

掌握六腑的生理功能和生理联系。

【概念简述】

中医对六腑有什么认识？

六腑，即胆、胃、小肠、大肠、膀胱、三焦的总称。其共同的生理功能是：将饮食物腐熟消化，传化糟粕。由于六腑以传化饮食物为其生理特点，故有实而不能满，六腑以降为顺，以通为用。

【重点难点分析】

六腑的位置形态以及生理功能。

1. 胆

胆与肝紧密相连，附于肝之短叶间。肝与胆通过经脉相互络属，互为表里。胆为中空器官，内藏胆汁，被称为"中精之腑"，泻而不藏，故为六腑之一，又因其内藏精汁，与其他腑传化水谷、排泄糟粕有别，故亦属奇恒之腑。其生理功能主要有两个方面。

（1）贮藏和排泄胆汁　《东医宝鉴》说："肝之余气，泻于胆，聚而成精。"则说明胆汁为肝之余气所生。胆汁在肝内生成之后，在肝疏泄功能的作用下，流入胆囊，贮藏起来，在进食时贮存于胆囊的胆汁又流入肠腔，以助消化。胆汁分泌与排泄受阻时则会出现黄疸、厌食、腹胀、腹泻等临床表现。

（2）主决断，调节情志　《素问·灵兰秘典论》说："胆者，中正之官，决断出焉。"即是说胆在精神意识思维活动中，具有判断事物、作出决定的作用。若胆的功能出现异常，还会表现出情志方面的变化。如胆火过盛，则见口苦、烦躁易怒、胁痛等。临床若见口苦、呕逆、心烦不寐、惊悸不宁等症，中医往往诊为胆虚痰扰，从肝胆论治，治宜温胆汤。

2. 胃

胃，又称胃脘，位于上腹部，上连食管，下接小肠。胃的主要生理功能是主受纳和腐熟水谷，主通降。胃的生理特性是喜润恶燥。

（1）受纳、腐熟水谷　胃主受纳水谷，是指胃气具有接受和容纳饮食水谷的作用；胃主腐熟水谷，是指胃气将饮食物初步消化，并形成食糜的作用。饮食入口，经过食管进入胃中，在胃气的通降作用下，由胃接受和容纳，暂存于其中。容纳于胃中的饮食物，经过胃气的磨化和腐熟作用后，精微物质被吸收，并由脾气转输而营养全身，未被消化的食糜则下传于小肠做进一步的消化。

（2）"胃主通降"，以降为和

① 饮食物入胃，胃容纳而不拒之。

② 经胃气的腐熟作用而形成的食糜，下传小肠做进一步消化。

③ 食物残渣下移大肠，燥化后形成粪便。

④ 粪便有节制地排出体外。

（3）喜润恶燥　是指胃当保持充足的津液以利饮食物的受纳和腐熟。胃的受纳腐熟功能，不仅依赖胃气的推动和蒸化，亦需胃中津液的濡润。

3. 小肠

小肠位于腹腔，其上端接幽门与胃相通，下端接阑门与大肠相连，迂回叠积于腹腔内。其生理功能主要有三个方面。

（1）主受盛与化物　受盛，即接受、贮盛之意。化物，即消化、转化饮食物。主受盛与化物，是指小肠接受由胃传下的食糜，停留相当长的时间，以做进一步消化。在病理上，若小肠的受盛功能失常，则可见腹部胀闷疼痛；如化物功能失常，可致消化、吸收障碍，出现消化不良、腹泻便溏，甚或完谷不化等。

（2）主泌别清浊　泌，即分泌；别，即分别；"清"指水谷精微，"浊"指食物残渣及废水。主泌别清浊，指在"化物"功能的作用下，小肠中贮盛的饮食物分为水谷精微和食物残渣两部分。水谷精微和津液被脾吸收，通过脾的运化功能，转输于心肺，并布散于周身。泌别清浊后的糟粕，分为食物残渣及多余水分两部分，食物残渣下降到大肠，形成粪便而排出排外，而多余的水分则可气化生成尿液排出体外。

（3）小肠主液　在泌别清浊功能的基础上，小肠在吸收水谷精微的同时，还吸收了大量的水液，与水谷精微融合为液态物质，故有"小肠主液"之说。

4. 大肠

大肠位于腹中，其上口通过阑门与小肠相接，其下端为肛门，又称为"魄门"。

（1）主传导糟粕　饮食物在小肠泌别清浊之后，其浊者即糟粕则下降于大肠，大肠将糟粕经过燥化变成粪便，排出体外。大肠的传导功能，是胃之降浊功能的体现，同时亦与肺的肃降功能密切相关。

（2）大肠主津 大肠在传导糟粕的同时，还能同时吸收其部分水分，因此又有"大肠主津"的说法，故大肠能使糟粕燥化，变为成形的粪便排出体外。

5. 膀胱

膀胱位于小腹部，为囊性器官，上通于肾，下连尿道与外界直接相通。膀胱又称"脬"，是贮存尿液和排泄尿液的器官。膀胱的贮尿和排尿功能依赖于肾气与膀胱之气的协调。肾气蒸化，激发尿液的生成并控制其排泄；膀胱之气通降，促进膀胱收缩而排尿。

6. 三焦

三焦是上焦、中焦、下焦的总称：上焦包括心、肺，中焦包括脾、胃，下焦包括肾、膀胱、小肠、大肠。三焦在脏腑中最大，又与五脏没有直接的阴阳表里联系，故又称之为"孤府"（见表5-4）。

表5-4 三焦的部位、脏腑与功能

名称	部位	脏腑	功能
上焦	膈以上	心、肺	输布气血（"上焦如雾"）
中焦	膈脐之间	脾、胃、肝、胆	消化、吸收水谷（"中焦如沤"）
下焦	脐以下	肾、膀胱、小肠、大肠	排泄糟粕和尿液（"下焦如渎"）

（1）三焦具有通行元气、运行水液的生理功能。

（2）三焦是对部分内脏及其部分功能的概括。

① "上焦如雾"：形容水谷精气轻清而弥漫的状态。主要指心肺输布气血，像雾露一样均匀地敷布全身。

② "中焦如沤"：沤，是消化过程中腐熟水谷的状态。"中焦如沤"是对水谷被消化时状态的生动描述。主要指脾胃消化饮食，吸收精液，蒸化津液的作用。

③ "下焦如渎"：渎，沟渠水道之意；"下焦如渎"是对肾、膀

胱、小肠、大肠渗泄水液、泌别清浊、排泄二便作用的概括。

【案例解析】

病例中患者辨为湿热胆郁之证，胆汁不循常道，溢于肌肤，故一身俱黄、大便色白、溲色黄赤。治宜清热利湿、导滞下行。

【知识考核区】

1. 与胆相表里的是（　　　）。

A. 肝　　　　　　　　　　　B. 心

C. 脾　　　　　　　　　　　D. 肺

E. 肾

2. 既属六腑又属奇恒之腑的是（　　　）。

A. 肝　　　　　　　　　　　B. 胆

C. 脑　　　　　　　　　　　D. 髓

E. 女子胞

3. "孤府"是指（　　　）。

A. 胆　　　　　　　　　　　B. 胃

C. 小肠　　　　　　　　　　D. 三焦

E. 膀胱

4. 三焦的生理功能是（　　　）。

A. 通行元气　　　　　　　　B. 传化水谷

C. 化生精气　　　　　　　　D. 调畅气机

E. 以上均非

答案：1. A　　2. B　　3. D　　4. A

四、奇恒之腑

【案例导入】

李某，女，45岁。10年前因做人工流产而患痛经。每值经讯，小腹剧痛、发凉。经期后延，量少色黯，夹有瘀块。本次月经来潮后见口干唇燥，头晕，腰膝酸软，抬举无力，舌暗脉沉。

此案例如何辨证？治则如何？

【学习目标】

熟悉奇恒之腑的生理特性与生理功能。

【概念简述】

奇恒之腑与五脏六腑有什么区别?

五脏的共同生理特点是主化生贮藏精气，藏而不泻。《素问·五脏别论》说:"所谓五脏者，藏精气而不泻也，故满而不能实。"此处的"精气"包括精、气、血、津液等人体各种精微物质。"满而不能实"是指五脏内充满精气，但不能像六腑传化水谷那样虚实更替。

六腑的共同生理特点是主受盛传化水谷，泻而不藏。《素问·五脏别论》亦有:"六腑者，传化物而不藏，故实而不能满也。"这里的"实而不能满"是指六腑在进食后充满水谷，但应及时传化，虚实交替。

奇恒之腑虽然形态上多为中空而类似于六腑，但其功能特点却为贮藏人体阴精，藏而不泻，与六腑显著有别。

奇恒之腑在功能上藏而不泻，与五脏类似，但形态学上五脏多为实质性器官，而奇恒之腑多为中空器官;此外，五脏藏神，奇恒之腑除脑、胆外，多与神志活动无直接关系。

【重点难点分析】

由于脉、髓、骨、胆的生理功能已在前文提及，本节仅论述脑与女子胞。

1. 脑

脑，位于颅腔之中，为髓聚之处，与脊髓相连，亦称髓海。

关于脑的生理功能，《黄帝内经》认为主要与头部的感官功能、肢体的某些运动及精神状态有关。应当指出，虽然某些观点提出了脑与神志活动有关，即脑主神志，但中医学的藏象学说早已把神志活动归属于五脏，特别是归属于心，如"心藏神""肺藏魄""脾藏意""肝藏魂""肾藏志"等，并且有"心为五脏六腑之大主，精神之所舍也""心者，君主之官，神明出焉"的论述。

2. 女子胞

女子胞，即子宫，又称胞宫、子脏，位于小腹部，在膀胱之后，直肠之前，呈倒梨形，通过阴道与外界相通，是女性的生殖器官。

（1）女子胞的生理功能是发生月经和孕育胎儿。

（2）女子胞与五脏和经脉的关系

① 肾中精气——天癸："天癸"是肾中精气充盈到一定程度时的产物，具有促进性腺发育而至成熟的生理效应。

② 肝气肝血："女子以肝为先天。"一方面肝主疏泄，气机调畅，则月经通调和排卵。另一方面肝主藏血，贮藏血液和调节血流量，与女性月经量和养育胎儿有关。

③ 冲任二脉：一方面"冲为血海"，即指冲脉能调节十二经脉的气血；另一方面"任主胞胎"，即指任脉与妊娠有关。

④ 心、脾：因月经来潮以及胎儿的充养均依赖营血。心主血脉，脾统血又是生血之源，所以当心、脾二脏上述功能失调时，亦往往影响胞宫的生理功能。如常见的心脾两虚证，因化血无源，或思虑太过，心血暗耗，而至月经量少、衍期或经闭；若脾气虚不能统摄血液，而致月经淋漓不止；若脾气虚而中气下陷，还可导致胞宫脱垂等。

【案例解析】

病例中患者冲任虚寒，故小腹剧痛、发凉；瘀血停滞，故量少色黯，夹有瘀块。治宜温经散寒、祛瘀养血。

【知识考核区】

1."髓海"是指（　　）。

A. 脑　　　　　　　　　　　B. 骨

C. 胆　　　　　　　　　　　D. 髓

E. 女子胞

2.女子胞的功能活动与下述哪项关系密切（　　）。

A. 心、肝、脾、冲脉、督脉

B.心、肝、肾、冲脉、带脉

C.心、肝、肾、冲脉、督脉

D.冲脉、带脉、任脉、心、脾

E.心、肝、脾、肾、冲脉、任脉

答案：1.A　　2.E

五、脏腑之间的关系

【案例导入】

周氏，女，58岁。初诊时见其精神抑郁不乐，脘腹胀满疼痛，口干，食欲不振。舌质红，弦脉。

请问此病涉及哪些脏腑？病机如何？治法如何？

【学习目标】

熟悉脏与脏、腑与腑，以及脏与腑之间的相互联系。

【概念简述】

脏腑之间的关系有什么规律可循？

脏与脏之间的关系，古代医家多是以五行的生克乘侮来阐述。实际上，脏与脏之间不仅存在着五行之间的关系，还存在着阴阳之间的关系和精、气、血、津液、神志方面的关系。目前多从各脏的生理功能和病理变化方面来阐释五脏之间的相互关系。

腑与腑之间的关系，主要体现在饮食物的消化、吸收和排泄过程中的相互联系和紧密配合。

脏与腑之间的关系，即是脏腑阴阳表里相合的关系。脏为阴，腑为阳；脏在里，腑在表。脏腑在功能上相互协调，在病理上相互影响。

【重点难点分析】

（一）脏与脏之间的关系

1. 心与肺

心、肺同居上焦，心主血，肺主气；心主行血，肺主呼吸。这就决定了心与肺之间的关系主要反映在气与血、血液循环与呼吸运动的关系方面。

心、肺关系体现在肺气助心行血、心血布散肺气两方面（见图5-14）。

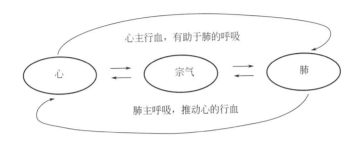

图 5-14　心肺关系

2. 心与脾

心主血脉，脾主统血，又为气血生化之源。心与脾之间的关系，主要表现在血液的生成与运行方面（见图5-15）。

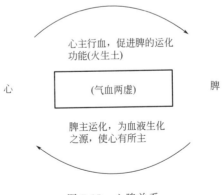

图 5-15　心脾关系

3. 心与肝

心主血脉，肝主藏血；心主神志，肝主疏泄、调畅情志。故心与肝的关系主要表现在血液运行和精神情志方面（见图5-16）。

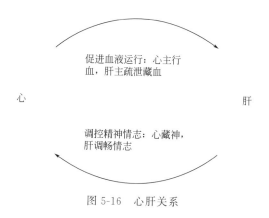

促进血液运行：心主行血，肝主疏泄藏血

心　　　　　　　　　　　　　　肝

调控精神情志：心藏神，肝调畅情志

图 5-16　心肝关系

4. 心与肾

心居胸中，属阳，在五行属火；肾在腹中，属阴，在五行属水。心肾之间相互依存、相互制约的关系，称之为心肾相交，又称水火相济、坎离交济。

心与肾之间，在生理状态下，是以阴阳、水火、精血的动态平衡为其重要条件的，具体体现在水火既济、精血互生及精神互用三个方面（见图 5-17）。

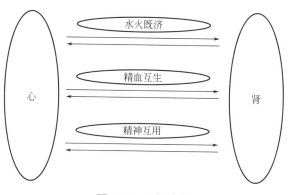

水火既济

精血互生

心　　　　　　　　　　　　　　肾

精神互用

图 5-17　心肾关系

（1）水火既济　指心火必须下降于肾，与肾阳共同温煦肾阴，使肾水不寒；肾水必须上济于心，与心阴共同涵养心阳，使心火不亢。

（2）精血互生　心主血，肾藏精，精血之间相互资生、相互转化，构成了心肾相交的物质基础。

（3）精神互用　心藏神，肾藏精，神全可以益精，积精可以全神，使精神内守。精能化气生神，为神之本；神能驭精役气，为精气之主。

5. 肺与脾

肺与脾之间的关系主要表现在气的生成与水液代谢两个方面。

（1）气的生成　肺主呼吸，通过肺的呼吸，吸入自然界的清气；脾主运化，通过脾的运化，摄入水谷精微之气。清气与水谷精微之气生成宗气并积于胸中，宗气走气道助肺呼吸，贯心脉助心以行气血。

（2）水液代谢　肺主宣发肃降，主行水，通调水道；脾位于中焦，主运化水液，为水液升降出入之枢纽。水饮经脾之运化后上输于肺，通过肺的宣发将津液输布于周身；多余的水液，在肺的肃降作用下，经脾转输下降于肾和膀胱。

6. 肺与肝

肝主升发，肺主肃降。二者的关系主要体现在气机升降和气血运行两方面。

（1）气机升降　肺居膈上，其气肃降；肝居膈下，其气升发。肝从左而升，肺从右而降。升降得宜，气机舒展（见图5-18）。

（2）气血运行　肝藏血，调节全身之血；肺主气，治理一身之气。肺主气的功能有赖于肝血的滋养；肝向周身输送血液又必须需要气的推动。

7. 肺与肾

肺为水之上源，肾为主水之脏；肺主呼吸，肾主纳气。肺肾之间的关系主要表现为呼吸和水液代谢两方面。

（1）呼吸　由肺吸入的清气，必须下行至肾，由肾摄纳之，从而保证呼吸运动的平稳，有利于气体的交换。

（2）水液代谢　肾为主水之脏，具有气化功能；而肺为水之上

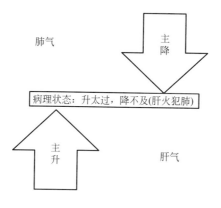

图 5-18 肺肝关系之气机升降

源，肺主行水，宣发肃降，通调水道。

8. 脾与肝

肝主疏泄，脾主运化；肝主藏血，脾主生血、统血。疏泄与运化相互为用，藏血与统血相互协调，主要表现在消化与血液运行两方面（见图 5-19）。

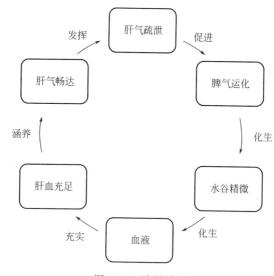

图 5-19 脾肝关系

（1）消化　肝主疏泄，调畅气机，协调脾胃升降；疏利胆汁，输于肠道，促进消化。脾气健旺，气血生化有源，肝体得以濡养，从而利于其疏泄功能的发挥。

（2）血液运行　肝藏血，调节血量；脾主生血，统摄血液。脾气健旺，生血有源，统血有权，使肝有所藏；肝血充足，藏泻有度，血量被调节至正常范围。

9. 脾与肾

脾主运化，为后天之本，肾主藏精，为先天之本；脾主运化水液，肾主水液。故脾与肾之间的关系包括先后天关系及水液代谢两个方面。

（1）先后天关系　脾主运化水谷精微，化生气血，为后天之本；肾藏精，主命门真火，为先天之本。脾的运化，必须得肾阳的温煦蒸化，始能健运。肾精又赖脾运化水谷精微的不断补充，才能充盛（见图5-20）。

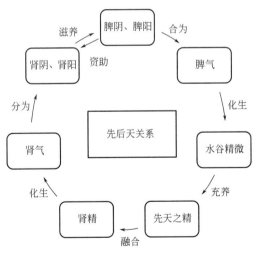

图 5-20　脾与肾之先后天关系

（2）水液代谢　脾主运化水湿，须有肾阳的温煦蒸化；肾主水，司关门开合，使水液的吸收和排泄正常。但这种开合作用，又赖脾气的制约，即所谓"土能制水"。脾肾两脏相互协作，共同完成水液的代谢。

10. 肝与肾

肝藏血，肾藏精；肝主疏泄，肾主闭藏。肝与肾之间的关系主要表现在精血阴液互生互化，以及同寄相火和藏泻互用等方面。

（1）**阴液互养**　肝五行属木，肾五行属水，水能生木。肝为刚脏，体阴而用阳，肾阴能涵养肝阴，使肝阳不致上亢；肝阴又可资助肾阴的再生。

（2）**精血互生**　肝藏血，肾藏精，精血相互资生，故称"精血同源""肝肾同源"（见图 5-21）。

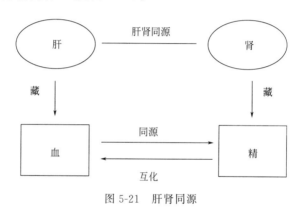

图 5-21　肝肾同源

（3）**同寄相火**　相火是与心之君火相对而言的。一般认为相火源于命门，寄于肝、肾、胆、三焦等。

（4）**藏泄互用**　肝主疏泄，肾主闭藏。疏泄与闭藏，相反相成。肝气疏泄可使肾气闭藏而开合有度，肾气闭藏可防止精血妄失。

（二）腑与腑之间的关系

六腑，是以"传化物"为其生理特点，它们的相互关系主要体现在饮食物的消化、吸收和排泄过程中的相互配合（见图 5-22）。

饮食物入胃，经胃的腐熟和初步消化，下传于小肠。小肠对饮

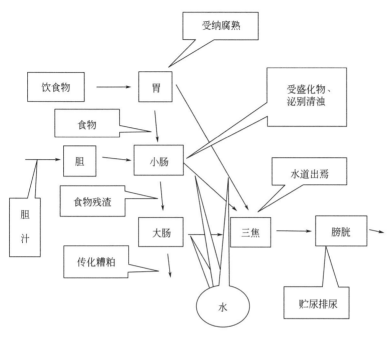

图 5-22　六腑之间的关系

食物进一步消化，泌别清浊，其清者为精微物质，经脾的转输，以营养全身；其浊者，分为废水和食物残渣两部分。其中多余之水渗入膀胱，经肾的气化作用，生成尿液排出体外；而食物之残渣下达于大肠，经过燥化作用形成粪便由肛门排出。此过程还有赖于胆汁的排泄以助消化；三焦为水谷精微传化的道路，传化功能的正常进行也有赖于三焦的气化推动。

　　饮食物在胃肠中必须更替运化而不能久留，故后世医家有"六腑以通为用"和"腑病以通为补"的说法。

（三）脏与腑之间的关系

1. 心与小肠

　　手少阴经属心络小肠，手太阳经属小肠络心，心与小肠通过经脉的相互络属构成了表里关系。

（1）心与小肠生理上相互为用　心主血脉，心阳的温煦，心血的濡养，有助于小肠的化物功能；小肠主化物，泌别清浊，吸收水谷精微和水液，经脾气转输于心，化血以养心脉。

（2）心与小肠病理上相互影响　心经实火，可移热小肠；小肠有热，亦可循经上熏于心。

2. 肺与大肠

手太阴经属肺络大肠，手阳明经属大肠络肺，肺与大肠相表里。

肺与大肠的生理联系主要体现在肺气肃降与大肠传导功能之间的相互为用关系。肺气清肃下降，气机调畅，并布散津液，促进大肠的传导，有利于糟粕的排出。大肠传导正常，糟粕下行，亦有利于肺气的肃降。二者配合使得肺主呼吸及大肠传导功能均归于正常。

3. 脾与胃

脾与胃以膜相连，通过经脉络属构成表里关系，共同完成饮食物的消化吸收。

（1）纳运相成　胃主受纳，将饮食物初步消化腐熟，是谓"游溢精气"；脾主运化，将水谷精微之气及时输布于周身，是谓"为胃行其津液"。

（2）升降相因　脾气主升，以升为顺；胃气主降，以降为和。脾气主升，将水谷精微输布于头目心肺；胃气主降，将水谷下降于小肠而泌别清浊，使食物及糟粕均得以下行。

（3）燥湿相济　脾胃五行属土，脾为阴土，喜燥而恶湿；胃为阳土，喜润而恶燥。脾喜燥恶湿，是指脾主运化水液，易被湿邪所困；胃喜润恶燥，是指胃为水谷之海，阳气亢奋，易化燥而伤津。

4. 肝与胆

胆附于肝，由经脉相互络属而构成表里关系，肝胆之间的关系主要表现在消化与情志方面。

（1）消化　首先，肝之余气所生胆汁，在肝主疏泄的功能下，适时顺利排入肠道，以助消化；其次，肝胆五行属木，其疏泄功能表现在调畅气机方面，即可促进脾胃的升降和运化。

（2）精神情志　肝主疏泄，调畅情志；胆主决断，影响性格之勇怯。如《类经》所说："胆附于肝，相为表里，肝气虽强，非胆不断，肝胆相济，勇敢乃成。"

5. 肾与膀胱

肾与膀胱的关系主要体现在水液代谢方面。膀胱的贮尿和排尿功能，均依赖于肾之气化和固摄作用。只有肾气充足，气化和固摄有权，膀胱才能开合有度，尿液才得以正常生成、贮存、排泄。

【案例解析】

病例中患者辨为肝脾气郁兼腹痛实证，病变脏腑为肝与脾。初期肝气郁结，横窜克脾，影响脾胃气机，导致脾失健运，出现食欲不振、口干腹痛等症状。治宜疏肝理气、健脾和胃。

【知识考核区】

1. 成为全身阴阳之根本的脏腑是（　　　）。
A. 肝
B. 脾
C. 胃
D. 肾
E. 心

2. 当人安静时，血主要归于（　　　）。
A. 脾
B. 心
C. 肝
D. 肾
E. 肺

3. 脾的所有生理功能中，最根本的是（　　　）。
A. 主运化
B. 主升清
C. 主统血
D. 主四肢
E. 主肌肉

4. 肾在液为（　　　）。
A. 泪
B. 涎
C. 汗
D. 唾

E. 涕

答案：1. D　　2. C　　3. A　　4. D

小　结

1. 藏象绪论

藏象学说的特点；脏腑的分类及其生理特点。

2. 五脏

（1）肝　主疏泄，藏血；肝主筋，其华在爪，开窍于目，在志为怒，在液为泪。

（2）心　主血脉，主神志；在体合脉，其华在面，开窍于舌，在志为喜，在液为汗。

（3）脾　主运化，主升清，主统血；主肌肉和四肢，其华在唇，开窍于口，在志为思，在液为涎。

（4）肺　主气司呼吸，主宣发与肃降，通调水道，朝百脉，主治节；在体合皮，其华在毛，开窍于鼻，在志为忧，在液为涕。

（5）肾　藏精，主生长发育与生殖，主水，主纳气；主骨生髓通于脑，其华在发，开窍于耳与二阴，在志为恐，在液为唾。

3. 六腑

（1）胆　贮藏和排泄胆汁，主决断，调节情志。

（2）胃　主受纳、腐熟水谷，"胃主通降"，以降为和、喜润恶燥。

（3）小肠　主受盛与化物、主泌别清浊、小肠主液。

（4）大肠　主传导糟粕、大肠主津。

（5）膀胱　贮存尿液和排泄尿液。

（6）三焦　通行元气、运行水液。

4. 奇恒之腑

脑、女子胞。

5. 脏腑之间的关系

脏与脏之间的关系；腑与腑之间的关系；脏与腑之间的关系。

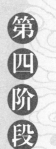

第四阶段

气血津液　生命之源

第六周
精、气、血、津液
(Essence，Qi，Blood and Body Fluid)

一、精

【案例导入】

《素问·金匮真言论》曰："夫精者，身之本也。"

精是什么？精对人体有何作用？

【学习目标】

掌握精的概念、精的生成和生理功能。

熟悉精的分类。

【概念简述】

精是什么？

精，是构成人体和维持生命活动最原始的物质。受古代精气学说的影响，加之对于生命体繁衍过程的观察总结，形成了中医学上对人体之精的内涵进行了不同角度的解释，分别从概念、生理功能和生命起源上进行分类（见表6-1）

表6-1　精的分类

概念	生理功能	生命起源
广义之精	生殖之精	先天之精
狭义之精	脏腑之精	后天之精

【重点难点分析】

1. 精的生成

（1）来源于父母　即先天之精，古代医学家通过对人类生殖繁衍过程的观察总结，发现男女两性生殖之精的结合，便可产生一个新的生命个体。《灵枢·经脉》曰："人始生，先成精。"父母的生殖之精便是新生命体的先天之精的来源，是生命形成的基原物质，从而生长发育、形成各脏腑器官组织。

（2）化生于水谷　即后天之精，生命体出生之后，完全依赖于饮食水谷所化生的水谷之精的滋养。通过胃受纳水谷，脾气运化，将饮食水谷转化为精微物质，以维持人体生命活动和滋养各脏腑组织器官。

2. 精的生理功能

（1）繁衍生殖　由先天之精和后天之精化合而成的生殖之精，承载着生命体的所有属性和特征，具有生殖和繁衍新一代生命体的强大作用，是新生命体产生的原始物质。

（2）生长发育　人体之精具有推动和促进生命体及脏腑器官生长、发育的重要作用。伴随着人体之精的盛衰变化，生命体呈现出生、长、壮、老、已的生命运动规律。

（3）生髓化血　髓分为脑髓和骨髓。

① 肾藏精，精生髓，脑为髓海。肾精充盛脑髓充盈，则人体意识清晰，思维敏捷，记忆力强，耳聪目明；反之则意识模糊，思维迟钝，记忆力衰退，甚至痴呆、嗜睡等。

② 肾精化生骨髓，骨髓滋养骨骼。肾精充盛，骨髓盈满，骨骼生长坚固，发育完善，则体格健壮，四肢有力，运动协调灵活，牙齿坚固光泽；反之则发育不良，四肢无力，肢体运动受限，牙齿松动脱落等。

肾精生髓，充养于骨，髓亦可转化为血，成为血液的生成来源之一。

（4）濡养脏腑　人体之精具有滋养、濡润内脏器官组织的作用，从而推动、促进和维持脏腑生理功能。

【案例解析】

《素问·金匮真言论》曰："夫精者，身之本也。故藏于精者，春不病温。夏暑汗不出者，秋成风疟，此平人脉法也。"意为阴精作为人体的根本，擅长藏精的人，春天就不会得温热病。到了夏季阳气盛大的时候，如果不能排汗散热，到秋天就会酿成风疟病。这是平常人在诊脉时要注意的。说明精和人体生理、病理息息相关，对于人体非常重要。

【知识考核区】

1. 下列关于"精"说法正确的是（　　　）。

A. 精全部来源于父母

B. 精全部由水谷精微所化生

C. 精对于人体作用不大

D. 精主要藏于肝脏

E. 精可分为先天之精和后天之精

2. 精具有下列哪项作用（　　　）。

A. 气化作用　　　　　　　　B. 繁衍生殖

C. 固摄作用　　　　　　　　D. 防御作用

E. 推动作用

3. 如果后天之精化生不足，人体不会出现（　　　）。

A. 意识模糊　　　　　　　　B. 思维迟钝

C. 记忆力衰退　　　　　　　D. 意识清晰

E. 痴呆、嗜睡

答案：1. E　　2. B　　3. D

二、气

【案例导入】

《庄子·知北游》曰："人之生，气之聚也。聚则为生，散则为死。"

气为何物？为何说"聚则为生，散则为死"？

【学习目标】

掌握气的基本概念、分类和生理功能。

熟悉气的来源和运动方式。

【概念简述】

气是什么？

气，是构成人体和维持人体生命活动的最基本的物质，是具有很强活力的精微物质。物质上，气是构成人体的最基本物质；功能上，气是维持人体生命活动的最基本物质；运动上，气是具有很强活力的精微物质。

【重点难点分析】

1. 气的来源

（1）先天精气，藏之于肾　就先天而言，发源于父母生殖之精的相互作用。先天精气藏于肾中，为气的最原始部分。

（2）自然界清气，吸收于肺　就后天而言，人一出生，就必须通过肺的呼吸，吸纳自然界的清气。

（3）水谷精气，化生于脾胃　通过脾胃的运化功能，吸收饮食水谷中的精微成分。

在肾、肺、脾、胃的作用下，先天精气、自然界清气和水谷精气抟和，形成为人的生命活动提供动力的人体之气。

2. 气的运动方式

气的运动称为"气机"。气的运动形式虽然多种多样，但概括起来不外乎升、降、出、入四种基本形式。其中，升，是指气行向上；降，是指气行向下；出，是指气行由内而外；入，是指气由外而入内。

3. 气的分类

从本质上来说，人体只有一种气。但具体而言，由于其具有很强的活力和极为广泛的生理功能，分布在不同部位，常表现出不同的作用。所以历代医家曾对气加以进一步分类。但由于分类标准不统一，所以会出现不同名称的气，有时也会出现交叉情况。现重点介绍概括性较强的元气、宗气、营气和卫气（见表6-2）。

表 6-2　气的分类

项目	元气	宗气	营气	卫气
组成	精气、谷气	清气、水谷、元气	谷气	谷气

项目	元气	宗气	营气	卫气
分布	出于下焦，藏于肾中	积于胸中，贯注心脉	运行脉中	运行脉外，布散全身
生理功能	促进生长发育与生殖；推动脏腑器官的生理活动	走息道司呼吸；贯心脉行血气	化生血液营运血液营养全身	护卫肌表，防御外邪；温养脏腑、肌肉、皮毛；调节腠理，维持体温恒定

4. 气的生理功能

（1）推动作用　指气具有激发和推动的功能。激发各脏腑器官功能，推动血液的生成和运行及津液的生成、输布和排泄，以及通过对脏腑功能的推动，促进人体的生长发育。

（2）温养作用　指对脏腑经络等组织器官有温煦和营养的功能。一是通过行于肌表的卫气，营养体表肌肉皮毛组织；二是通过经络之气，输送营养，濡养组织器官；三是营气化生血液，营养全身。

（3）防御作用　指气具有卫护肌表、防御外邪入侵或抗邪外出的功能。

（4）固摄作用　指气对血、津液、精液及其他各种液态物质具有约束、统摄，以防气无故流失的功能。

（5）气化作用　指在气的作用下，气、血、津液等不同物质形态之间相互转化，以及物质与功能（有形与无形）之间的相互转化。气化是生命的本质所在，是生命的基本特征。

【案例解析】

《庄子·知北游》曰："人之生，气之聚也。聚则为生，散则为死。"这说明人是气聚集的一种状态，如果气保持聚集的状态则人就能维持正常的生命活动；若气不能保持聚集状态反而耗散了，那么人的生命就不能维持，导致死亡。这是从气的角度解读生命，体现了气对于人体的重要性。

1.气的分类，不包括（　　）。

A.元气　　　　　B.宗气　　　　　C.大气　　　　　D.营气

E.卫气

2.下列哪项不是气的生理功能（　　）。

A.推动作用　　　　　　　　B.温养作用

C.防御作用　　　　　　　　D.固定作用

E.气化作用

3.气的温养作用主要体现在（　　）。

A.防御外邪入侵人体　　　　B.营气化生血液，营养全身

C.机体得病后抗邪外出　　　D.促进人体生长发育

E.推动血液生成和运行

4.人体的先天精气主要藏于（　　）。

A.肝脏　　　　　B.肾脏　　　　　C.心脏　　　　　D.肺脏

E.脾脏

答案：1.C　　2.D　　3.B　　4.B

三、血

【案例导入】

《灵枢·决气》曰："中焦受气取汁，变化而赤，是谓血。"

血液究竟是如何化生的？人体生血有哪些条件？血液对人体又有何功能？

【学习目标】

掌握血的来源、组成和循行。

熟悉血的生理功能。

【概念简述】

什么是血?

血，即血液，是人体内极富濡养作用的红色液态物质，也是构成人体和维持人体生命活动的基本物质之一。

【重点难点分析】

1. 血的来源和组成

（1）血的来源　脾胃化生的水谷精微是生成血液的最基本物质，故有脾胃为"气血生化之源"的说法。所以脾胃强盛，饮食营养丰富则血液充盛；脾胃功能低下或饮食营养摄入不足则会影响血液的生成，导致血虚。此外，由于精血同源，所以精亦可以化生为血。

（2）血液的组成　血液主要由营气和津液组成。其生成过程为中焦脾胃运化水谷，吸收其中最精专的成分，生成营气；营气又与津液相合，上输心肺，通过心肺的气化作用，以成为血。

2. 血的循行

（1）基本形式　脉为"血之府"，血行脉内。脉道是一个自我衔接、相对密闭的管道系统。血液运行其中，周而复始，循环不息，从而灌溉全身。

（2）基本条件　影响血液运行的因素众多，主要包括血的盈亏、气的推动等。

3. 血的生理功能

（1）濡养和滋润全身　血由水谷精微所化生，行于脉中，内至脏腑，外达肌肤官窍，全身上下内外无所不至，不断地对脏腑组织器官起着濡养和滋润作用，以确保其正常的生理功能。

（2）精神活动的主要物质基础　血是神志活动的主要物质基础。若血液充盈，运行流畅，则神志清晰，思维敏捷，情志舒畅；若血液亏虚，运行不利，则可见神昏谵语、思维混乱、情志不舒等异常表现。

【案例解析】

《灵枢·决气》曰："中焦受气取汁，变化而赤，是谓血。"说明血必得中焦脾胃化生饮食之精微，由脾输运，经过气化变成红色的液体，而变为血。体现了脾胃功能对于血液的重要作用，所以治疗血证必须重视治其脾胃。

1.下列关于血的叙述哪项是错误的（　　　）。

A. 血可以滋润和濡养全身

B. 血与神志活动没有任何关系

C. 血可以由精化生而来

D. 血是人精神活动的物质基础

E. 血是维持人体生命活动的基本物质之一

2.影响血液运行的因素中不包括（　　　）。

A. 情绪好坏

B. 气的推动与固摄

C. 脉道是否通畅

D. 血量是否充足

E. 血液的寒热程度

答案：1. B　　2. A

四、津液

【案例导入】

《灵枢·五癃津液别》曰："津液各走其道，故三焦出气，以温肌肉，充皮肤，为其津；其流而不行者，为液。"

津和液有何区别？

【学习目标】

掌握津液的生成、输布和排泄。

熟悉津液的生理功能。

【概念简述】

什么是津液？

津液，是人体一切正常水液的总称。包括各脏腑组织器官内的液体以及人体正常的分泌物，同时也是构成人体和维持人体生命活动的基本物质之一。

【重点难点分析】

1.津液的来源和组成

津液来源于饮食物，由脾胃化生。津液由津和液组成，一般来说，清而稀者为津，其流动性较大，主要布散于体表、皮肤、肌肉和孔窍，并能渗入血脉，发挥着滋养作用；浊而稠者为液，其流动性较小，主要灌注于脏腑、骨节、脑、髓等组织中，起着濡润作用。

2.津液的生成、输布和排泄

（1）津液的生成　津液来源于水谷，主要通过脾胃、大小肠等脏腑的功能活动而生成。

（2）津液的输布　主要是依靠脾、肺、肾三脏功能的密切配合及肝、三焦等脏腑的参与完成的。

（3）津液的排泄　主要通过汗、尿和呼气、粪便等途径排出体外。

3.津液的功能

（1）滋润和濡养脏腑组织　津液广泛布散于机体脏腑经络、形体官窍等组织器官之中，对全身起着滋润和濡养作用。

（2）参与血液的生成　津液渗入脉中，既参与血液的化生，又滑利脉道，维持和调节血液的稀稠度，使之环流不息。

（3）维持机体阴阳平衡　津液性质属阴，是人体阴精的一部分，对维持人体阴阳平衡起着重要的作用。

（4）促进废物排泄　津液在运行过程中，可以将各脏器代谢后的产物或废物，主要通过汗、尿等方式及时排出体外，以保证各脏器的功能活动正常进行。

【案例解析】

《灵枢·五癃津液别》："津液各走其道，故三焦出气，以温肌肉，充皮肤，为其津；其流而不行者，为液"，说明津液由津和液组成，清而稀者为津，其流动性较大，主要布散于体表、皮肤、肌肉和孔窍，发挥着滋养作用；浊而稠者为液，其流动性较小，起着濡润作用。体现了津和液虽然源流相同，但却有不同的生理功能。

【知识考核区】

1.下列哪项不是津液排出体外的主要方式（　　）。

A.汗　　　　　　　　　　　B.眼泪

C.尿　　　　　　　　　　　D.呼气

E.粪便

2.津液的功能不包括（　　）。

A.滋润和濡养脏腑组织　　　B.参与血液的生成

C.促进人体生长发育　　　　D.维持机体阴阳平衡

E、促进废物排泄

答案：1.B　　2.C

五、气血精津液的关系

【案例导入】

《灵枢·营卫生会》曰："夺血者无汗，夺汗者无血。"

汗与血有着怎样的关系？

【学习目标】

熟悉气血精津液间的关系。

【概念简述】

气血精津液间的关系如何？

气、血、精、津液，虽然在性状、功能及分布上各有不同的特点，但四者都是构成人体和维持人体生命活动的基本物质，四者的组成都离不开脾胃化生的水谷精气。因此，四者之间可以相互滋生、相互转化。生理功能存在相互依存、相互为用、协调制约的关系；病理上则又相互影响、相互波及（见图6-1）。

【重点难点分析】

气血精津液之间关系十分密切，具体见表6-3。

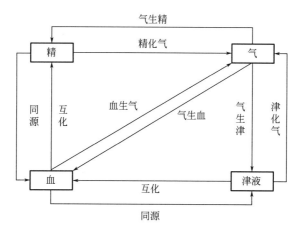

图 6-1　气血精津液的关系

表 6-3　气血精津液的关系

项目	气与血	气与津液	血与津液	精与血	精与气
关系	气能生血 气能行血 气能摄血 血能载气 血能养气	气能生津 气能行津 气能摄津 津能载气 津能养气	津血同源 津血互化	精血同源 相互转化	精能化气 气能生精

【案例解析】

　　《灵枢·营卫生会》说："夺血者无汗，夺汗者无血"，是指失血过多必然会导致汗液的减少，汗出过多也会导致血液的减少。临床上若血有所伤，必耗伤津液，此时若再用汗法治之，则必更伤其血与津液，重伤其阴；同样若汗出过多已伤其津液，则不可动用放血之法，若用之则会更伤其津液，亦会使阴大伤。这是汗血同源亦即津血同源的具体表现。

【知识考核区】

　　1.气与血的关系不正确的是（　　　）。

　　A.气能行血　　　　　　　　　　B.气能摄血

C. 气能载血　　　　　　　　　　D. 血能养气

E. 血能载气

2. 精与血的关系正确的是（　　　）。

A. 精能化血　　　　　　　　　　B. 精能载血

C. 精能摄血　　　　　　　　　　D. 精能行血

E. 血能载精

3. "夺血者无汗，夺汗者无血"体现了（　　　）。

A. 气能生血　　　　　　　　　　B. 精能化血

C. 气能生津　　　　　　　　　　D. 津血同源

E. 精能化气

答案：1. C　　　2. A　　　3. D

小　结

1. 精的生理功能

繁衍生殖；生长发育；生髓化血；濡养脏腑。

2. 气的分类

元气；宗气；营气；卫气。

3. 血的来源、组成和循行

脾胃为"气血生化之源"；血由营气和津液组成；脉为"血之府"，血行脉内。

4. 津液的生成、输布和排泄

津液来源于水谷；依靠脾、肺、肾、肝、三焦等完成输布；通过汗、尿、呼气、粪便等途径排出体外。

5. 气血精津液的关系

气与血；气与津液；血与津液；精与血；精与气。

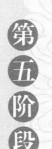

第五阶段

经络系统 运行气血

第七周
经　络
(Meridians and Collaterals)

一、经络的概念和经络系统

【案例导入】

《扁鹊心书》曰："学医不知经络，开口动手便错。盖经络不明，无以识病症之根源、究阴阳之传变。"

什么是经络？有何作用？

【学习目标】

掌握经络的定义、经脉与络脉的区别以及经络系统的组成。

【概念简述】

什么是经络？

经络，是运行全身气血、联络脏腑形体官窍、沟通人体上下内外的通路，也是人体结构的重要组成部分。

【重点难点分析】

1.经脉与络脉的区别

经络分为经脉和络脉两类。经脉与络脉循行深浅不同，经脉较深，而络脉较浅。两者含义也有所不同，即经脉是经络系统的主干，而络脉为其分支（见表7-1）。

表 7-1　经脉、络脉的区别

项目	经脉	络脉
含义	经,有路径之意,是经络系统主干	络,有网络之意,是经脉的分支
形态	粗大	细小

项目	经脉	络脉
循行路径	有固定的循行部位,多为纵行	纵横交错,网络全身,无处不至
循行深浅	循行部位较深	可循行于浅表

2.经络系统的组成

经络系统,由经脉和络脉组成(见图7-1)。

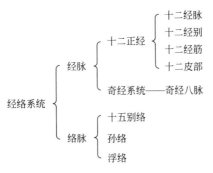

图7-1 经络系统的组成

(1)经脉 经脉是经络系统的主体,包括十二正经与奇经八脉。

① 正经:a.十二经脉:正经的主要组成部分为十二经脉,即手足三阳经、手足三阴经,与脏腑有直接络属关系,为气血运行的主要通道;b.附属于十二经脉的十二经别:十二经脉别出的重要分支,多从四肢肘膝上下的正经分出(离),循行于体腔脏腑深部(入),上出于颈项浅部(出),在头项部,阳经经别合于本经的经脉,阴经经别合于相表里的阳经经脉(合),有"离、入、出、合"的特点;c.十二经筋:十二经脉之气"结、聚、散、络"于筋骨、关节的体系,连缀百骸,主司关节运动;d.十二皮部:十二经脉的功能活动反映于体表的部位,也是络脉之气散布所在。

② 奇经:八条,包括督脉、任脉、冲脉、带脉、阴跷脉、阳跷脉、阴维脉、阳维脉,合称"奇经八脉"。

（2）络脉 络脉是经脉的分支，经脉在体表别出一条分支，走向与它相表里的经脉，即为络脉，分为别络、浮络、孙络。

① 别络：较大和主要的络脉，十二经脉和奇经八脉中的任督二脉合称十四经，各有一条络脉，再加上脾经在胸胁部有一个大的分支——脾之大络，合称十五络脉，又称十五别络，起到加强表里两经联系的作用。

② 孙络：细小的络脉，分布全身，《素问·气穴论》称之有"溢奇邪""通荣卫"的作用。

③ 浮络：循行于人体浅表部位，即《灵枢·经脉》所谓"诸脉之浮而常见者"。

【案例解析】

经络是运行气血、联系脏腑和体表及全身各部的通道。《灵枢·海论》言其"内属于府藏，外络于肢节"，可知经络将人体和组织器官联结成统一的有机整体，人体生命活动乃得以正常进行。

【知识考核区】

1.经络系统中，与脏腑有直接络属关系的是（　　）。

A.奇经八脉　　　　　　　　B.十二经别

C.别络　　　　　　　　　　D.十二正经

E.十二经筋

2.经络系统中，循行于人体浅表部位的是（　　）。

A.奇经八脉　　　　　　　　B.十二经别

C.十二正经　　　　　　　　D.浮络

E.别络

3.经脉的分支是（　　）。

A.奇经八脉　　　　　　　　B.络脉

C.皮部　　　　　　　　　　D.经筋

E.气街

答案：1. D　　2. C　　3. B

二、经脉

【案例导入】

《圣济总录》曰："脉有奇常，十二经者，常脉也；奇经八脉则不拘于常，故谓之奇经。盖以人之气血常行于十二经脉，其诸经满溢则流入奇经焉。"

十二正经与奇经八脉有何区别呢？

【学习目标】

掌握十二经脉的走向交接规律及其循行，以及奇经八脉的循行及基本功能。

【概念简述】

十二经脉如何命名？

十二经脉对称分布于人体左右两侧，循行于上肢或下肢的内侧或外侧，各经隶属于一脏或一腑，故十二经脉的名称由手足、阴阳、脏腑三部分组成，如手太阴肺经。其中，手足是指经脉循行于上肢或下肢，阴阳是指经脉循行于四肢内侧或外侧，脏腑则是指经脉所属的脏或腑（见表 7-2）。

表 7-2　十二经脉命名规律

手、足	手经循行于上肢
	足经循行于下肢
阴、阳	阴经循行于四肢内侧
	阳经循行于四肢外侧
脏、腑	阴经属脏
	阳经属腑

【重点难点分析】

1.十二经脉的走向交接规律

（1）手三阴经均起于胸中，经上肢内侧走向手指末端，交于各与其相表里的手三阳经，如手太阴肺经的走向及其与手阳明大肠经的交接。

（2）手三阳经均起于手指，经上肢外侧走向头面部，交于各与其同名的足三阳经，如手阳明大肠经的走向及其与足阳明胃经的交接。

（3）足三阳经均起于头面部，经躯干及下肢外侧走向足趾末端，交于各与其相表里的足三阴经，如足阳明胃经的走向及其与足太阴脾经的交接。

（4）足三阴经均起于足趾，经下肢内侧走向胸腹，各与手三阴经交会，如足太阴脾经走向及其与手少阴心经的交接。

正如《灵枢·逆顺肥瘦》所说"手之三阴，从脏走手；手之三阳，从手走头；足之三阳，从头走足；足之三阴，从足走腹"。由此，便构成了一个《灵枢·营卫生会》所说的"阴阳相贯，如环无端"的循行路径（见图 7-2）。

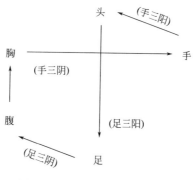

图 7-2　十二经脉走向交接规律

2. 十二经脉的分布规律

十二经脉左右对称分布于人体两侧，除了左右两侧手阳明大肠经在头面部互走对侧以外，其余左右对称分布的同名经几乎不互走对侧。

（1）四肢部　阴经分布于四肢内侧面，阳经分布于四肢外侧面（见表 7-3）。

表 7-3　十二经脉在四肢部分布规律

部位		循行经脉	
		内侧面（阴经）	外侧面（阳经）
上肢	前	手太阴肺经	手阳明大肠经
	中	手厥阴心包经	手少阳三焦经
	后	手少阴心经	手太阳小肠经
下肢	前	足太阴脾经	足阳明胃经
	中	足厥阴肝经	足少阳胆经
	后	足少阴肾经	足太阳膀胱经

注：内踝上 8 寸以下，肝经在前，脾经在后；内踝上 8 寸以上，脾经在前，肝经在后。

① 上肢内侧（三阴）：手太阴肺经在前，手厥阴心包经在中，手少阴心经在后。

② 上肢外侧（三阳）：手阳明大肠经在前，手少阳三焦经在中，手太阳小肠经在后。

③ 下肢内侧（三阴）：内踝上 8 寸以下，足厥阴肝经在前，足太阴脾经在中，足少阴肾经在后；内踝上 8 寸以上，足太阴脾经在前，足厥阴肝经在中，足少阴肾经在后。

④ 下肢外侧（三阳）：足阳明胃经在前，足少阳胆经在中，足太阳膀胱经在后。

（2）头面部　《灵枢》中说"手之三阳，从手走头""足之三阳，从头走足"。由此可知手足阳经均经过头面部，且为其主要分布经脉，其分布特点为：手足阳明经行于面额部，手足少阳经行于头侧部，手足太阳经行于面颊、头顶和头后部（见表 7-4）。

表 7-4　十二经脉在头面部分布规律

部位		循行经脉
前面	面额	手足阳明经
	面颊	手太阳经
侧面	耳颞	手足少阳经
后面	头顶、枕项（头后部）	足太阳经

（3）躯干部位　手三阴经从胸部行于腋下。足三阴经行于腹面。手三阳经行于肩胛部。足三阳经中，足阳明经行于胸腹，足太阳经行于背面，足少阳经行于侧面（见表 7-5）。

表 7-5　十二经脉在躯干部分布规律

部位	循行经脉		
	第一侧线	第二侧线	第三侧线
肩胛部	手三阳经		
腋下	手三阴经		
胸部	足少阴肾经	足阳明胃经	足太阴脾经
腹部	足少阴肾经	足阳明胃经	足太阴脾经 足厥阴肝经
腰背部	足太阳膀胱经	足太阳膀胱经	
胁、侧腹	足少阳胆经、足厥阴肝经		

3. 十二经脉表里关系

脏腑间有表里相合关系，而十二经脉内属脏腑，所以也有相应表里关系。手太阴肺经与手阳明大肠经相表里，手厥阴心包经与手少阳三焦经相表里，手少阴心经与手太阳小肠经相表里，足太阴脾经与足阳明胃经相表里，足厥阴肝经与足少阳胆经相表里，足少阴肾经与足太阳膀胱经相表里（见表 7-6）。

表 7-6　十二经脉表里关系

表	手阳明 大肠经	手少阳 三焦经	手太阳 小肠经	足阳明 胃经	足少阳 胆经	足太阳 膀胱经
里	手太阴 肺经	手厥阴 心包经	手少阴 心经	足太阴 脾经	足厥阴 肝经	足少阴 肾经

十二经脉在体内分别属络相为表里的脏腑，阴经为里，属脏络腑；阳经为表，属腑络脏。例如，手太阴肺经属肺络大肠，手阳明大肠经属大肠络肺。

4. 十二经脉流注次序

所谓十二经脉流注次序，即十二经脉中的气血循环贯注的次序。十二经脉从手太阴肺经开始，依次传至足厥阴肝经，再传至手太阴肺经，如此循环，首尾相贯，如环无端（见图7-3）。

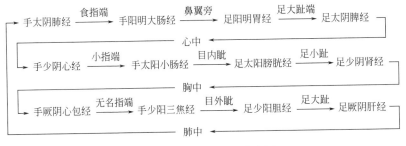

图 7-3　十二经脉流注次序图

5. 十二经脉的循行

（1）手太阴肺经（The Lung Meridian of Hand-taiyin）　见图 7-4。

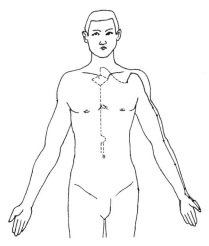

图 7-4　手太阴肺经

主干：手太阴肺经起始于中焦，向下联络大肠，回过来沿着胃上口，穿过膈肌，属于肺脏。从肺系横出腋下，下循上臂内侧，行于手少阴、手厥阴经之前，下过肘中，沿前臂内侧桡骨边缘，进入寸口，上行至大鱼际部，沿其边际，出大指的末端（内侧端）。

分支：从腕后走向食指桡侧端，接手阳明大肠经。

（2）手阳明大肠经（The Large Intestine Meridian of Hand-yangming）见图7-5。

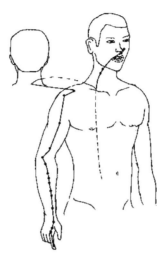

图 7-5 手阳明大肠经

主干：手阳明大肠经，从食指末端起始，沿食指桡侧缘，出第1、第2掌骨间，进入拇长伸肌腱和拇短伸肌腱之间，沿前臂桡侧，进入肘外侧，经上臂外侧前边，上肩，出肩峰部前边，向上交会于颈部，下入缺盆部，络于肺，通过横膈，属于大肠。

分支：从缺盆部上行颈旁，通过面颊，进入下齿槽，出来夹口旁，交会人中部——左边的向右，右边的向左，上夹鼻孔旁，接足阳明胃经。

（3）足阳明胃经（The Stomach Meridian of Foot-yangming）见图 7-6。

主干：足阳明胃经，起于鼻翼两侧，上行至鼻根部，向下沿鼻外侧，进入上齿中，环绕口唇，向下交会于颏唇沟；退回来沿下颌出

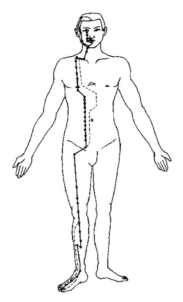

图 7-6　足阳明胃经

大迎穴处，再沿下颌角，上耳前，经颧弓上，沿发际，到达前额。

分支：面部的支脉，从大迎前向下，经颈动脉部，沿着喉咙，进入缺盆，向下通过横膈，属于胃，联络于脾脏。

直行者：缺盆部主干，从锁骨上窝向下，经乳中，向下夹脐旁，进入气街。

分支：腹内分支，从胃口向下，沿腹里，至腹股沟动脉部与前外行主干会合。由此下行，经髋关节前，到股四头肌隆起处，下向膝膑中，胫骨外侧前缘，下行足背，进入第 2 趾外侧端。

分支：胫部支脉，从膝下 3 寸（足三里穴）处分出，进入足中趾外侧。

分支：足部支脉，从足背部分出，进入大趾趾缝间，出大趾末端，接足太阴脾经。

（4）足太阴脾经（The Spleen Meridian of Foot-Taiyin）　见图 7-7。

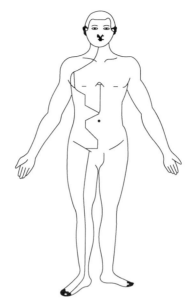

图 7-7　足太阴脾经

主干：足太阴脾经，从大趾末端开始，沿大趾内侧赤白肉际，经大趾本节后的第 1 跖趾关节后，上向内踝前边，再上小腿内侧，沿胫骨后，交出足厥阴肝经之前，上膝股内侧前边，进入腹部，属于脾，络于胃，通过膈肌，夹食管旁，连舌根，散布舌下。

分支：从胃部分出，向上通过膈肌，流注心中，接手少阴心经。

脾之大络，穴名大包，位在渊腋穴下 3 寸，分布于胸胁。

（5）手少阴心经（The Heart Meridian of Hand-Shaoyin）　见图 7-8。

主干：手少阴心经，从心中开始，出来属于心脏的系带，下过膈肌，络于小肠。

分支：从心系向上，夹食道旁，联结于眼与脑相连的组织。

直行者：从心系上行至肺，向下出于腋下，沿上臂内侧后缘，走手太阴、手厥阴经之后，下向肘内，沿前臂内侧后缘，到掌后豌豆骨部进入掌内后边，沿小指的桡侧出于末端，接手太阳小肠经。

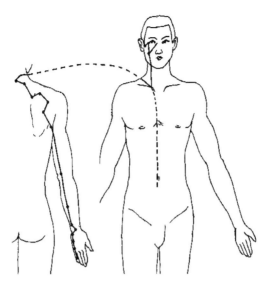

图 7-8　手少阴心经

（6）手太阳小肠经（The Small Intestine Meridian of Hand-taiyang） 见图 7-9。

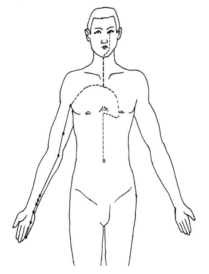

图 7-9　手太阳小肠经

主干：手太阳小肠经，从小指外侧末端开始，沿手背尺侧，上向腕部，出尺骨小头部，直上沿尺骨下边，出于肘内侧当肱骨内上髁和尺骨鹰嘴之间，向上沿臂外后侧，出肩关节部，绕肩胛，交会肩上，进入缺盆，络于心，沿食管，通过膈肌，到胃，属于小肠。

分支：颈部支脉，从缺盆上行沿颈旁，上向面颊，到外眼角，弯向后，进入耳中。

分支：面颊部支脉，从面颊部支出，上向颧骨，靠鼻旁到内眼角，接足太阳膀胱经。

（7）足太阳膀胱经（The Bladder Meridian of Foot-Taiyang） 见图 7-10。

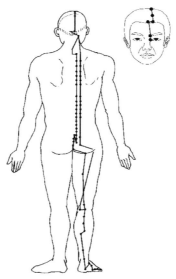

图 7-10　足太阳膀胱经

主干：足太阳膀胱经，从内眼角开始，上行额部，交会于头顶（百会，属督脉）。

分支：头顶部支脉，从头顶分出到耳上方。

直行者：从头顶入内络于脑，回出顶部分开下行：一支沿肩胛内侧，夹脊旁，到达腰中，进入脊旁筋肉，络于肾，属于膀胱。一支从腰中分出，夹脊旁，通过臀部，进入腘窝中。

分支：背部另一分支，从肩胛内侧分别下行，通过肩胛，经过髋关节部，沿大腿外侧后边下行，会合于腘窝中，由此向下通过腓肠肌部，出外踝后方，沿第 5 跖骨粗隆，到小趾外侧，下接足少阴肾经。

（8）足少阴肾经（The Kidney Meridian of Foot-shaoyin） 见图 7-11。

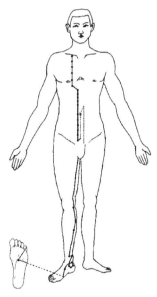

图 7-11　足少阴肾经

主干：足少阴肾经，起始于足小趾之下，斜向足心，出于舟骨粗隆下，沿内踝之后，分支进入足跟中，上向小腿内，出腘窝内侧，上大腿内后侧，通过脊柱，属于肾，络于膀胱。

直行者：上行主干，从肾向上，通过肝、横膈，进入肺中，沿着喉咙，夹舌根旁。

分支：从肺部出来，络于心，流注于胸中，接手厥阴心包经。

（9）手厥阴心包经（The Pericardium Meridian of Hand-

Jueyin) 见图 7-12。

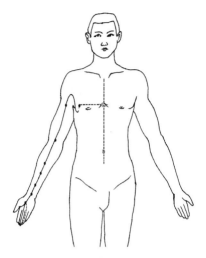

图 7-12 手厥阴心包经

主干：从胸中开始，浅出属于心包，向下通过横膈，从胸部、上腹和下腹，依次络于上、中、下三焦。

分支：胸中支脉，沿着胸内出胁部，至腋下 3 寸处，向上到达腋窝中，沿上臂内侧，行于手太阴、手少阴之间，进入肘中，下至前臂，走桡侧腕屈肌腱和掌长肌腱之间，进入掌中，沿中指出于末端。

分支：掌中支脉，从掌中劳宫分出，沿无名指出于末端，接手少阳三焦经。

（10）手少阳三焦经（The Sanjiao Meridian of Hand-Shaoyang） 见图 7-13。

主干：起始于无名指末端，上行于小指与无名指之间，沿着手背至腕部，出于前臂伸侧两骨之间，向上通过肘尖，沿上臂外侧，向上通过肩部，交出足少阳经的后面，向前进入缺盆，分布于胸中，联络心包，向下通过横膈，从胸至腹，属于上、中、下三焦。

分支：胸中支脉，从胸上行，出于缺盆部，循项上行，沿耳后

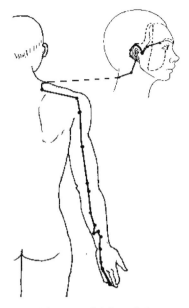

图 7-13　手少阳三焦经

直上出耳上方，再屈而下行至面颊，达目眶下。

分支：耳后支脉，从耳后进入耳中，出走耳前，经过上关前，与前脉交叉于面颊，行至外眼角，接足少阳胆经。

（11）足少阳胆经（The Gallbladder Meridian of Foot-Shaoyang）　见图 7-14。

主干：足少阳胆经，从外眼角开始，上行到额角，下耳后，沿颈侧部，行手少阳三焦经之前，至肩上交出手少阳三焦经之后，向下进入缺盆。

分支：耳部支脉，从耳后进入耳中，出走耳前，至外眼角后方。

分支：目部支脉，从外眼角分出，下向大迎，会合于手少阳三焦经至目眶下；下行经过颊车，下行颈部，会合前脉于缺盆，由此向下进入胸中，通过横膈，络于肝，属于胆，沿胁肋内，出于气街绕阴部毛际，横向进入髋关节部。

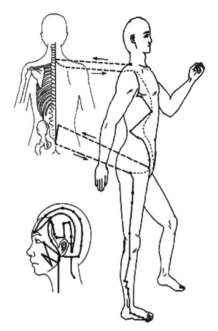

图 7-14　足少阳胆经

直行者：从缺盆下行腋部，沿侧胸，过季胁，向下会合前脉于髋关节部，由此向下，沿大腿外侧，出膝外侧，下行经腓骨前，直下到腓骨下段，再下出外踝之前，沿足背进入第 4 趾外侧端。

分支：足背部支脉，从足背（足临泣穴）分出，进入大趾趾缝间，沿第 1、2 跖骨间，出于大趾端，穿过趾甲，回转后通过爪甲，出于趾背毫毛部，接足厥阴肝经。

（12）足厥阴肝经（The Liver Meridian of Foot-Jueyin）　见图 7-15。

主干：足厥阴肝经，从大趾背毫毛部开始，沿足跗部向上，经过内踝前 1 寸处，向上至内踝上 8 寸处交出足太阴脾经之后，上行膝腘内侧，沿着大腿内侧，进入阴毛中，环绕阴部，至小腹，夹胃旁边，属于肝，络于胆，向上通过横膈，分布于胁肋部，沿气管之后，向上入鼻咽部，连接目系，上行出于前额部，与督脉交会于

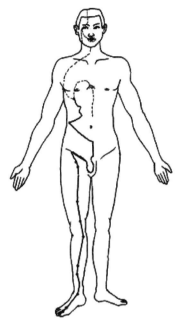

图 7-15　足厥阴肝经

巅顶。

分支：目部支脉，从目系下行颊里，环绕唇内。

分支：肝部支脉，从肝分出，通过横膈肌，向上流注于肺，接手太阴肺经。

6. 奇经八脉的循行分布及功能

（1）督脉（Governor Vessel）　见图 7-16。

循行：起于胞中，下出会阴，沿脊柱后上行，至项后风府穴处进入颅内，络脑，并由项沿头部正中线，经头顶、额部、鼻部、上唇等部位，循行到上唇系带（龈交穴）处。

功能：督，有总督、督管、统率之义。

① 调节阳经气血：督脉主要行于背部正中，背为阳，且与手足三阳经及阳维脉有交会，总督全身阳经之气，对全身阳经起调节作用，故又称为"阳脉之海"。

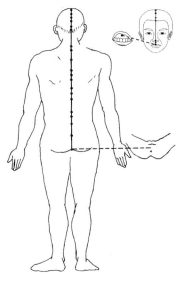

图 7-16　督脉

② 反映脑、髓和肾的功能：督脉循行于脊柱后，上行入颅络脑，且分支络肾，故督脉与脑、髓和肾的功能活动有着密切的联系。

（2）任脉（Conception Vessel）　见图 7-17。

循行：起于胞中，下出会阴，经阴阜，沿腹部和胸部正中线上行，至咽喉，上行至下颌部，环绕口唇，沿面颊，分行至两目眶下。

功能：任，有担任、妊养之义。

① 调节阴经气血：任脉循行于腹面正中线，腹为阴，且与足三阴经及阴维脉有交会，调节全身阴经之气血，故又称为"阴脉之海"。

② 主胞胎：任脉起于胞中，与女子月经来潮及妊养、生殖功能有关，故有"任主胞胎"之说。

（3）冲脉（Chong Vessel）　见图 7-18。

循行：起于胞中，下出会阴后，从气街起与足少阴经相并，夹

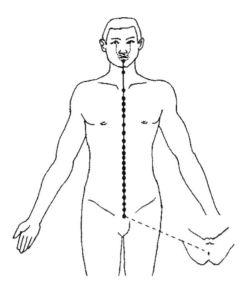

图 7-17　任脉

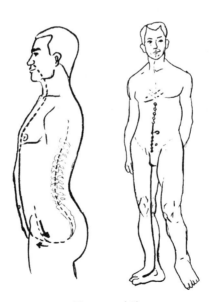

图 7-18　冲脉

脐上行，散布于胸中，上行，经喉，环绕口唇，至目眶下。

分支：从气街分出，沿大腿内侧进入腘窝，再沿胫骨内缘，下行至足底；又有支脉从内踝后分出，向前斜入足背，进入足大趾。

分支：从胞中出，向后与督脉相通，上行于脊柱内。

功能：冲，有要冲之意。

① 调节十二经气血：冲脉上达于头，下至于足，后行于背，前布于胸腹，贯串全身，通受十二经气血，为一身气血之要冲，能调节十二经脉及五脏六腑之气血。故又称其为"十二经脉之海"和"五脏六腑之海"。

② 与女子月经及孕育功能有关：女子月经来潮及孕育功能，皆以血为基础，冲脉起于胞中，为"十二经脉之海"，又称"血海"，具有调节女子月经及促进生殖的功能。

（4）带脉（BeltVessel） 见图7-19。

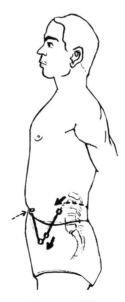

图 7-19　带脉

循行：起于季胁，斜向下行到带脉穴，绕身一周，环腰腹部。并于带脉穴处向前下方沿髂骨上缘斜行到少腹。

功能："带"，有束带之意。因带脉环腰一周，犹如束带，故名。

① 约束纵行诸经：带脉环腰一周，故能总束纵行诸脉。

② 主司妇女带下：带脉亏虚，不能约束经脉，多见妇女带下量多、腰酸无力等症。

③ 固护胎儿：带脉具有约束诸脉的功能，故有摄下元、固胎儿的作用。

（5）阴跷脉（Yin Heel Vessel）、阳跷脉（Yang Heel Vessel） 见图 7-20。

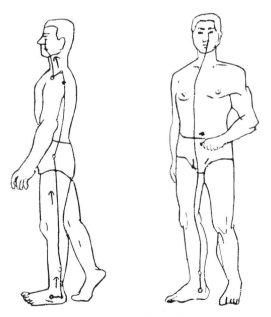

图 7-20 阴跷脉、阳跷脉

循行：跷脉左右成对。阴跷脉起于内踝下照海穴（足少阴肾经），从内踝后沿下肢内侧上行，经前阴，沿腹、胸进入缺盆，出行于人迎穴之前，经鼻旁到目内眦，与足太阳经、阳跷脉会合。阳跷脉起于外踝下申脉穴（足太阳膀胱经），从外踝后沿下肢外侧上行，再向上经腹、胸侧面与肩部；由颈外侧上夹口角，到达目内眦，与阴跷脉会合，再沿足太阳经上行入发际，向下至耳后，与足少阳胆经会于项后。

功能：跷，有轻健跷捷的含义。李时珍《奇经脉考》认为："阳跷主一身左右之阳，阴跷主一身左右之阴。"

① 司下肢运动：跷脉，起于内外踝下，从下肢内、外侧分别上行头面，具有调节肢体肌肉运动的功能，主要维持下肢运动灵活矫捷。

② 司眼睑开合：阴跷脉、阳跷脉交会于目内眦，阴阳气相并，能共同濡养眼目，故有司眼睑开合的功能。当阳跷脉气盛时，则表现为目开而不欲睡；阴跷脉气盛时，则表现为目合而入睡。

（6）阴维脉（Yin Link Vessel）、阳维脉（Yang Link Vessel） 见图 7-21。

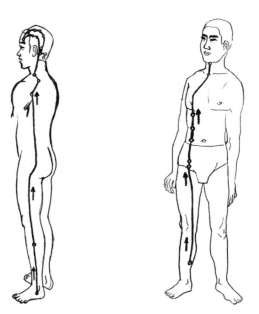

图 7-21 阴维脉、阳维脉

循行：阴维脉起于小腿内侧足三阴经交会处，沿下肢内侧上行，至腹部，与足太阴脾经同行到胁部，与足厥阴肝经相合，上行至咽喉，与任脉相会。阳维脉起于外踝下，与足少阳胆经并行，沿下肢外侧向上，经躯干部后外侧，从腋后上肩，经颈部、耳后，前行至额，分布于头侧及项后，与督脉会合。

功能：维，有维系之义。

《难经集注·二十八难》曰："阳维者，维络诸阳，起于诸阳会也；阴维者，维络诸阴，起于诸阴交也。"可见维脉能维系全身阴阳经脉。阳维脉维系联络全身阳经，阴维脉维系联络全身阴经。

【案例解析】

十二正经是气血运行的主要通道，有一定起止交接顺序，在肢体的走向有一定规律，同脏腑有直接的属络关系。奇经八脉虽有一定循行路线，但不如十二经脉规律，相互间也无表里相配关系；与脏腑无直接属络关系。

【知识考核区】

1. 在内踝尖上 8 寸以上，循行于内侧前缘的经脉是（　　　）。

A. 脾经   B. 肝经

C. 肾经   D. 胃经

E. 心包经

2. 手、足阴经交接于（　　　）。

A. 头   B. 胸

C. 腹   D. 手

E. 足

3. 下列哪项不属于"奇经八脉"的内容（　　　）。

A. 督脉   B. 任脉

C. 冲脉   D. 络脉

E. 带脉

4. 督脉的生理作用主要是（　　　）。

A. 调节诸阳经经气   B. 调节任督脉

C. 调节冲任督带　　　　　　　D. 总调奇经八脉

E. 调节冲任脉

答案：1. A　　2. C　　3. D　　4. A

三、络脉

【案例导入】

《灵枢·脉度》曰："络之别者为孙。"

什么是络脉？其组成有哪些？

【学习目标】

掌握络脉的组成、别络的生理功能及其循行部位。

【概念简述】

络脉的组成有哪些？

络脉，是经脉的细小分支，分为别络、浮络和孙络。其中，别络又由十二经脉与任督二脉之别络及脾之大络组成，称"十五别络"。

【重点难点分析】

1. 别络的生理功能

（1）加强了十二经脉中互为表里的两条经脉间的联系　主要通过阳经别络走向阴经、阴经别络走向阳经的途径达到这一作用。

（2）加强了人体前、后、侧面的统一联系，统率其他络脉　十二经脉别络的脉气汇集各自的"络穴"，督脉别络散布于背部，任脉别络散布于腹部，脾之大络散布于胸胁部，由此加强人体各部的联系。且别络分出"孙络""浮络"，故能统领其他络脉。

（3）渗灌气血以濡养全身　从别络分出孙络、浮络，网状扩散，遍布全身，循行于经脉中的气血也由此扩散并濡养全身。

2. 别络的循行部位

（1）手太阴别络　从列缺穴分出，起于腕关节上方 1.5 寸处分肉之间，在腕后 0.5 寸处走向手阳明大肠经；其支脉与手太阴肺经并行，直入掌中，散布于大鱼际部。

（2）手阳明别络　从偏历穴分出，在腕关节后3寸处走向手太阴肺经；其支脉向上沿着臂膊，经过肩峰部，上行至下颌角，遍布于牙齿根部；另一支脉进入耳中，与耳中聚集的众多经脉（宗脉）会合。

（3）足阳明别络　从丰隆穴分出，在外踝上8寸处走向足太阴脾经；其支脉沿胫骨外缘上行络于头项部（会大椎穴），与该处各经脉气相会合，向下联络喉咙及咽峡部。

（4）足太阴别络　从公孙穴分出，在足大趾本节后1寸处，走向足阳明胃经；其支脉上行入腹腔，络肠胃。

（5）手少阴别络　从通里穴分出，在腕关节后1寸处走向手太阳小肠经；其支脉在腕后1.5寸处别而上行，沿着手少阴肾经上行，入于心中，再向上联系舌根部，归属于眼与脑相连的系带。

（6）手太阳别络　从支正穴分出，在腕后5寸处向内注入手少阴心经；其支脉上行经肘部，络肩峰部。

（7）足太阳别络　从飞扬穴分出，在外踝上7寸处，走向足少阴肾经。

（8）足少阴别络　从大钟穴分出，在内踝后绕足跟，走向足太阳膀胱经；其支脉与本经相并上行，走到心包下，再向外通过腰脊部。

（9）手厥阴别络　从内关穴分出，在腕关节后2寸处浅出于两筋之间，沿着本经上行，维系心包，散络于心系。

（10）手少阳别络　从外关穴分出，在腕关节后2寸处，绕行于臂膊外侧，进入胸中，会合于心包。

（11）足少阳别络　从光明穴分出，在外踝上5寸处走向足厥阴肝经，向下联络足背。

（12）足厥阴别络　从蠡沟穴分出，在内踝上5寸处，走向足少阳胆经；其支脉经过胫骨，上行到睾丸，结聚于阴茎。

（13）督脉别络　从长强穴分出，夹脊柱两旁上行到项部，散布于头上；下行的络脉从肩胛部开始，向左右走向足太阳膀胱经，进入脊柱两旁的肌肉。

（14）任脉别络　从鸠尾（尾翳）穴分出，从胸骨剑突下行，散布于腹部。

（15）脾之大络　从大包穴分出，浅出于渊腋穴下 3 寸处，散布于胸胁部。

【案例解析】

络脉是经脉的细小分支，分为别络、孙络、浮络。其中，别络又由十二经脉与任督二脉之别络及脾之大络组成，称"十五别络"。

【知识考核区】

1.经脉所分出的小支是（　　　）。

A.奇经八脉　　　　　　　　　B.络脉

C.皮部　　　　　　　　　　　D.经筋

E.气街

2.经与络的区别主要在于（　　　）。

A.经脉深而不见，络脉浮而常见

B.经脉较粗大，络脉较细小

C.经脉纵行，络脉纵横交错

D.经为主干，络为分支

E.以上都不是

答案：1.B　　2.D

四、经络的生理功能和应用

【案例导入】

《灵枢·经脉》曰："经脉者，所以决死生，处百病，调虚实，不可不通。"

经络有什么样的生理功能？

【学习目标】

掌握经络的生理功能及经络学说的临床应用。

【概念简述】

经络的生理功能表现在哪些方面?

经络是人体的重要系统之一,其生理功能主要表现在运行气血、沟通联系、抗御病邪、保卫机体等方面。

【重点难点分析】

1. 经络的生理功能

(1) 运行气血、营养全身　经络犹如人体四通八达的通道,有运行气血、布散周身的作用。《灵枢·本藏》曰:"经脉者,所以行气血而营阴阳,濡筋骨,而利关节者也。"

(2) 联系脏腑、沟通内外

① 沟通脏腑与体表联系:脏腑如同树根,经络如同树干,将脏腑的气血功能盛衰反应于体表。

② 沟通经络之间的联系:奇经八脉纵横交错地分布在十二经脉之间,起到沟通联系十二经脉的作用。

(3) 抗御病邪、保卫机体

① 经络系统中十二经脉的附属部分十二皮部,位于人体最外层,可起到抵御外邪入侵的目的。

② 经络能够运行气血,布散周身,而气血是人体生命活动的物质基础,能使人体维持正常的功能,人体气血充盛,才能免受外邪侵袭,所以经络间接起到抵御外邪的作用。

2. 经络学说的临床应用

(1) 阐释病机变化　当机体处于病理情况下时,外邪通过经络由表及里侵入人体,经络则可能成为传递病邪和反映病变的途径,由此表现出一系列病理变化。如患者往往先有心烦口渴、失眠、口舌生疮等症状,然后出现小便短少赤涩、尿道灼痛,甚至尿血、舌红苔黄、脉数的证候,根据经络学说理论,这是心火移热于小肠的表现,心经与小肠经互为表里,而疾病出现表里二经的传变。

(2) 指导临床诊断　经络有其循行路线和属络脏腑,故可反映所属脏腑的病变。临床中,可根据疾病出现部位,结合经络循行部位及所属脏腑进行相应诊断。以头痛为例，根据疼痛部位结合头部经脉分布的特点辨证归经，前额痛往往与阳明经有关，后枕痛则与太阳经密切相关，侧头痛与少阳经相关，巅顶痛多为督脉或厥阴经的病变。

（3）指导疾病治疗

① 指导针灸和推拿治疗：针灸和推拿治疗中，需要运用经络进行辨证并选取穴位，即"循经取穴"。

② 指导药物治疗：中药方剂中"引经药"的应用就以经络学说为指导，根据患者证候和经络循行辨证归经。在方剂中运用"引经药"治疗，往往可以达到事半功倍的效果。

【案例解析】

经络作为人体的重要系统之一，具有运行气血、沟通联系、抗御病邪、保卫机体等作用。

【知识考核区】

1. 按分经诊断，下牙痛多在（　　　）。

A. 足阳明胃经 　　　　　　　B. 足少阳胆经

C. 手阳明大肠经 　　　　　　D. 手少阳三焦经

E. 手太阳小肠经

2. 以下哪项不是经络的生理功能的体现（　　　）。

A. 沟通联系 　　　　　　　　B. 运行气血

C. 抗御病邪 　　　　　　　　D. 指导诊断

E. 保卫机体

答案：1. C　　2. D

小　结

1. 经络的概念和经络系统

经络的定义；经脉与络脉的区别；经络系统的组成。

2. 经脉

十二经脉的命名；十二经脉的走向交接规律；十二经脉的分布

规律；十二经脉的表里关系；十二经脉的流注次序；十二经脉的循行；奇经八脉的循行及基本功能。

3. 络脉

络脉的组成；别络的生理功能；别络的循行部位。

4. 经络的生理功能和应用

经络的生理功能；经络学说的临床应用。

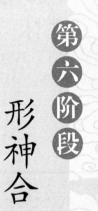

第六阶段

形神合一　因人论治

第八周
体 质
(Constitution)

一、体质的概念

【案例导入】

人在生命活动过程中可以显示出来刚柔、强弱、短长等不同的体质。《素问·厥论》云："是人者质壮，秋冬夺于所用。"

这句话当如何理解？

【学习目标】

掌握体质的基本概念。

【概念简述】

什么是体质？

体，指的是具有生命活动的形体、躯体。质，即"物质""性质"。

体质是指人类个体在生命活动过程中，形成于先天，定型于后天，由遗传性和获得性等因素所决定的，在形体结构、生理功能和心理活动方面综合的相对稳定的特性。先天禀赋是体质形成的决定因素，在此基础上受后天影响。在生长、发育和衰老的过程中形成与自然、社会环境适应的相对稳定的个体特性。体质差异通过个体形态、脏腑组织器官功能和生理活动的不同体现出来。在生理上表现为功能、代谢及对外界刺激作出反应的个体差异；在病理上，表现为对某些病邪具有易感性及疾病的易罹性，再如病变类型与疾病转归的某种倾向性。

【重点难点分析】

1. 体质的构成

体质的生理学基础是脏腑器官、经络筋脉和气血津液。人体的正常生命活动要求形与神协调统一、形神合一，这是生命存在和健康的基础，而体质是形态结构、心理活动、生理功能的综合体，左右着人体的健康与否。

2. 形体结构的差异性

人体在形体结构上的差异是个体体质特性的重要组成部分，包括外部形态结构和内部形态结构，根据中医学"司外揣内"的认识方法，内部形态结构与外观形象之间是有机整体。外部形态是体质的外在表现，内部形态则是体质的内在基础。内部结构的状态通过身体的外形体现出来，以躯体形态为基础，且体表形态是最为直观的。如人的体质特征首先表现为体表形态、体格、体型等方面的差异。

体表形态是个体外观形态的特征，包括体格、体型、体重、性格、体姿、面色、毛发、舌象、脉象等。

体格是人体生长发育水平、营养状况、锻炼程度状态的反映。一般通过观察、测量等手法来反映身体各部分的大小、形态、匀称程度。所测得的体重、胸围、肩宽、骨盆宽度和皮肤与皮下组织情况等各方面的特点，是反映体质的标志之一。

体型是指身体各部分大小比例的形态特征，又称身体类型，是衡量体格的重要指标。中医观察体型主要观察形体之肥瘦长短、皮肉之厚薄坚松、肤色之黑白苍嫩等差异。其中尤以肥瘦最为重要，如《灵枢·逆顺肥瘦》及《灵枢·卫气失常》即以体型将人分为肥人与瘦人。肥胖体质又可根据其形态特性分为骨型、脂型和肉型。元代朱震亨在《格致余论》中将体型与发病相联系，提出了"肥人湿多，瘦人火多"的著名观点。

3. 生理功能的差异性

形态结构是产生生理功能的基础。正常的生理功能是内部结构完整性、协调性的反映。个体不同的形态结构特点决定着机体生理功能及对外刺激反映的差异，而机体生理功能的个体特征又会影响其形态结构，从而引起一系列相应的改变。人体生理功能的差异反映脏腑功能的盛衰偏颇、气血津液的盈亏、新陈代谢情况、自我调节能力，以及基本状态的兴奋或抑制。诸如可对精神、意识、思维、心率、心律、面色、唇色、脉象、舌象、呼吸、语声、食欲、口味、体温、生育、二便情况、形体动作及活动能力、睡眠状态、视听嗅触觉、耐痛程度、皮肤肌肉弹性、毛发光泽等方面进行观察。这些均是脏腑经络及精气血津液生理功能的反映，也是了解体质状况的重要内容。

4. 心理活动的差异性

心理是客观事物在大脑中的反映，是感觉、知觉、情感、记忆、思维、性格、能力等的总称，属于中医"神"的范畴。《灵枢·阴阳二十五人》言具"圆面，大头，美肩背，大腹，美股胫，小手足，多肉，上下相称"等形态特征的土型之人，多表现为不喜权利、善附人等生理特性。不同的脏腑功能可表现出不同特点的情感、情绪。因此，一定的形态结构的生理功能是产生心理特性的基础。可见，体质是形态结构、生理功能、心理活动的综合体，缺一不可。

【案例解析】

"是人者质壮，秋冬夺于所用。"此句意思是患寒厥的人自恃形体壮实而不知道修养身心。在秋冬阳气已衰的季节，房事不节制，损伤阳气，损及肾阳。这告诉我们体质有不同的类型，其构成因素包括形态结构、生理功能及心理活动等。拥有好的体质需要这三者协调作用，并不能违背各自的规律。

【知识考核区】

1. 先天禀赋决定着体质的相对 （　　　）。

A. 可变性　　　　　　　　　B. 连续性

C. 复杂性　　　　　　　　　D. 普遍性

E. 稳定性

2. 衡量体格的重要指标是（　　　）。

A. 体型   B. 体重

C. 体姿   D. 身高

E. 性征

答案：1. E   2. A

二、体质的形成

【案例导入】

《小儿卫生总微方论》云："人禀父母精血化生……人之禀赋，自受气至胎化，自成形至生养，亦皆由焉。"

这说明人体体质形成的主要原因，那么体质形成的因素是什么？受什么影响呢？

【学习目标】

掌握体质形成生理学基础和体质形成的影响因素。

【概念简述】

体质形成的生理学基础是什么？

体质是个体身心特性的概括，是个体在遗传的基础上，在内外环境的影响下，在生长发育过程中形成的个性特征。因此，体质的形成主要受先天禀赋和后天作用的相互影响。脏腑经络及精气血津液是体质形成的生理学基础。

【重点难点分析】

1. 体质形成的生理学基础

脏腑的盛衰偏颇决定了体质的差异，脏腑是构成和维持人体正常生命活动的中心，脏腑的形态和功能特点是构成并决定体质差异的根本原因。正如《灵枢·本藏》说："五脏者，固有小大、高下、坚脆、端正、偏颇者；六腑亦有小大、长短、厚薄、结直、缓急。"凡此不同，造成了个体体质的差异。脏腑之大小坚脆及功能之盛衰可以根据外部征象推知。

经络是人体运行气血、联络脏腑、沟通内外、贯穿上下的路径。经络通过这种联系沟通协调脏腑功能的结构基础。脏居于内，形见于外，体质主要通过外部形态特征表现出来，而经络将内脏之气血阴阳运输于形体。不同的个体，脏腑精气阴阳的盛衰及经络气血的多少不同，表现于外的形体也有差异。

精气血津液是决定体质特征的物质基础。《灵枢·通天》说："凡五人者，其态不同，其筋骨气血各不等。"脏腑精气的盛衰、经络气血的多寡，决定体质的强弱，并影响着脏腑的正常生理活动，最后导致体质的差异。

2. 体质形成的影响因素

体质的形成是机体内外环境多种复杂因素共同作用的结果，主要关系到先天因素和后天因素两个方面，并与性别、年龄、地理等因素有关（见图 8-1）。

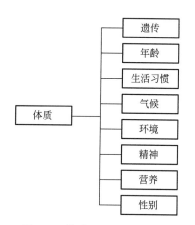

图 8-1　体质形成的影响因素

（1）先天因素　是指人出生前从父母所获得的一切。人体来源于父母，禀受于先天。父母之精气是构成生命个体的物质基础，是决定体质形成和发展的主要因素。个体的形成受父母生殖之精的质量、父母血缘关系所赋予的遗传性、父母生育年龄，以及在母体内孕育过程中母亲是否注意养胎和妊娠期疾病所影响。先天禀赋强，则子代体质强壮；先天禀赋不足，则子代体质多弱，影响生长发育，正如《论衡·气寿》中说"禀气渥则其体强，体强则命长，气薄则体弱，体弱则命短，命短则多病短寿"。先天因素起着关键的因素，它确定了体质的基调，但只是对体质的发展提供了可能性，而体质的发育和定型，还受后天各种因素综合作用的影响。

（2）后天因素　人的体质在一生中并非是一成不变的，而是在后天各种因素的影响下变化着的。良好的生活环境，合理的饮食、起居，稳定的心理情绪，可以增强体质，促进身心健康。反之则会使体质衰弱，甚至导致疾病。其中在起居饮食方面，体质的形成有着明显的特性，食物有着不同的成分和性味特点，所以长期的饮食偏好会导致体质的改变，例如，嗜食肥甘厚味可以助生痰湿，导致痰湿型或者湿热型体质。另外居住区域的差异对体质亦有影响，生活环境、水土性质、气候特点、生活习俗的不同，会形成不同区域的人在体制上的差异性。改善后天体质形成的条件，可以弥补先天禀赋之不足，从而达到以后天养先天、使弱者变强而强者更强的目的。因此应该通过适度的劳作和锻炼、精神调养等方面来加强体质。

体质禀赋于先天，受制于后天，先后天多种因素构成影响体质的内外环境，在先后天的共同作用下，不同的个体形成了各自的体质特性。体质特征，是建立在个体脏腑与精气血津液等形质的强弱盛衰基础之上的，取决于深层根源性体质要素。因此，凡影响个体深层根源性体质要素的因素，均可影响体质。

影响体质强弱的因素是多方面的，它与遗传、环境、营养、体育锻炼等有着密切的关系。遗传只对体质的状况和发展提供了可能性或前提条件，体质的强弱则有赖于后天环境、营养、卫生和身体锻炼等因素。因此，有计划、有目的地进行科学锻炼，是增强体质最积极有效的手段。

【案例解析】

"人禀父母精血化生……人之禀赋，自受气至胎化，自成形至生养，亦皆由焉。"这句话说明了先天禀赋主要取决于父母，父母之精气是构成生命个体的物质基础，是决定体质形成和发展的主要因素。先天禀赋的强弱，决定体质的强弱。子代的一切均由父母赋予，承袭了父母的某些特点，构成自身体质特性的相对稳定性。

【知识考核区】

1. 体质的差异主要由什么决定（　　）。

A. 经络　　　　　　　　　　B. 气血津液

C. 精神　　　　　　　　　　D. 脏腑

2. 体质的两大影响因素主要是（　　）。

A. 先天禀赋　　　　　　　　B. 后天影响

C. 饮食营养　　　　　　　　D. 气候环境

E. 性别年龄

答案：1. D　　2. AB

三、体质的分类

【案例导入】

常见体质，也即理想的体质应该是阴阳平和之质，《素问·调经论》说："阴阳均平……命曰平人。"

拥有一个健康的体质，是每个人所追求的，体质在先天禀赋和后天影响下，产生了个体的差异性，因此，体质有什么类型？按什么因素来分类？

【学习目标】

掌握体质的类型。

【概念简述】

体质是如何分类的？有何指导意义？

体质的分类是认识和掌握体质差异性的重要手段，中医学体质的分类是在中医理论的指导下，以整体观念为原则，运用阴阳五行的思维方法，以藏象及精气血津液理论为基础进行的。例如，《素问·生气通天论》利用阴阳五行学说，结合人体肤色、禀性、态度等特性，将体质分为木型质、火型质、土型质、金型质、水型质五种类型。《黄帝内经》中有阴阳分类法、五行分类法、体型肥瘦分类法、脏腑形态分类法、心理特性分类法等。

【重点难点分析】

个体的精气阴阳在生理状态下，总是处于动态的消长变化之中，使正常的体质出现脏腑精气阴阳和经络气血的盛衰偏颇，所以以阴阳为标准对体质进行分类，是体质分类的基本方法。

按照阴阳分类的方法，将体质分为阴阳平和质、偏阳质、偏阴质。

(1) 阴阳平和质　即阴阳之气和、血脉调、生理功能较为协调的体质类型。表现为身体强壮，肥胖适度，肤色明润含蓄，目光有神，饮食适中，二便通调，舌质红润，脉象缓，睡眠安和，精力充沛，性格开朗，从容稳重，举止大方，待人和善，具有极好的治理才能。具有这种体质的人不易受外邪，很少生病，即使患病其预后能力强，康复较快。

(2) 偏阳质　指的是具有亢奋、偏热、多动等特点的体质类型。表现为形体消瘦，面色潮红畏热，易出汗，形体较胖，喜冷，口燥咽干，心中时烦，手足心热，少眠，大便干燥，尿黄，不耐春夏，多喜冷饮，脉细数，舌红少苔，对风、暑、热邪的易感性较强，性格外向，易急躁，自制力较差，动作敏捷，反应灵敏。具有这种体质的人对风、暑、热等阳邪有易感性，受邪病发后多表现为热证、实证。这种体质的人阳气偏亢，多动少静，日久会伤及阴气，因此不能操劳过度、思虑不节、纵欲失精等。

(3) 偏阴质　即具有抑制、偏寒、多静等特点的体质类型。表现为形体适中或者偏微胖，容易疲劳，面色较苍白，性情冷淡沉静，胆小阴柔寡断，平时畏寒怕冷，精力不足，动作迟缓，反应较慢。偏阴型体质的人对寒、湿等阴邪的易感性比较强，患病多为寒证、虚证。本类体质者阳气偏弱，长年累月，容易导致阳气虚弱，水湿内生，最后演变成阳虚、痰湿、水饮等体质。

上述说明体内阴阳的差异反映出不同的形态特点、性情以及相应的行为动态的体质类型。

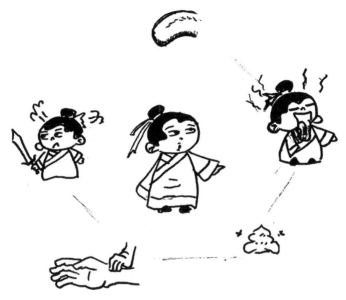

偏阳质

（阳证：舌质红绛、苔黄；烦躁不安；脉象浮数或洪大；大便秘结；面赤身热）

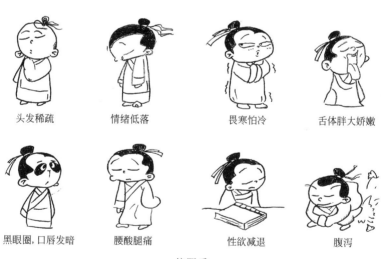

头发稀疏　　　　情绪低落　　　　　　畏寒怕冷　　　　舌体胖大娇嫩

黑眼圈，口唇发暗　　腰酸腿痛　　　　　　性欲减退　　　　腹泻

偏阴质

《素问·生气通天论》说："阴平阳秘，精神乃治。"这是理想的体质，也就是阴阳平和之质，按照阴阳的分类将人体体质分为阴阳平和质、偏阳质、偏阴质，每种体质有其各自的特点，不同个体的体质，产生不同的形态特点和脏腑功能等。人类体质间的统一性是相对的，而差异性是绝对的，因此对体质的分类对于有效指导临床实践有着不可忽略的重要性。

【案例解析】

《素问·调经论》说："阴阳均平……命曰平人。"阴阳是人体生命活动的根本属性，中医学认为，人体的健康和疾病的基本界限在于阴阳协调与否。阴阳协调，是人体正常生命活动的基础；阴阳失调，是一切疾病产生的根源。而按阴阳分类，体质则可分为阴阳平和质、偏阳质、偏阴质。

【知识考核区】

1.某人，形体偏瘦，面色红润，食欲旺盛，喜冷饮水，易出汗，性格外向，喜动好强，自制力较差，属于（　　　　）。

A.偏阳质 B.偏阴质

C.阴阳平和质 D.气郁质

E.阳虚质

2.具有抑制、偏寒、多静等特性的体质称为（　　　　）。

A.阴阳平和质 B.偏阳质

C.偏阴质 D.气虚质

答案：1.A 2.C

四、体质学说的应用

【案例导入】

中医学强调"因人制宜"。

这是从哪一方面体现的？它在临床上有何指导的意义？

【学习目标】

掌握体质学说的应用。

什么是体质学说？它的应用有什么临床作用？

体质与病因、病机、辨证、治疗以及养生均有密切关系，体质学说在临床诊疗中有着重要的应用价值，它属于藏象学说的内容之一，其作为中医理论的重要成分，重在研究人体的生理特殊性，揭示个体差异之规律、特征及机制。

【重点难点分析】

体质学说的主要应用

1. 说明个体对某些病因的易感性

体质因素决定个体对某些病邪的易感性、耐受性。由于体质的不同，自身的调节能力各有差异，体质反映机体自身生理方位内阴阳寒热的盛衰偏颇，这种偏倾性就决定了个体处于不同的功能状态，从而对外界的反应性不同。如阳热易盛的人对风、暑、热邪的易感性较强，受邪发病后多表现为热证、实证，并易化燥、伤阴，皮肤易生疖疮；内伤杂病多见火旺、阳亢或兼阴虚之证，容易发生眩晕、头痛、心悸、失眠以及出血等。

2. 阐释发病原理

体质强弱决定着机体发病与否及发病情况。邪正交争是疾病发生的基本原理。正气虚是形成疾病的内在根据，而邪气只是疾病形成的外在条件。邪之所客必因正气之虚。正气虚，则邪乘虚而入；正气实，则邪无自入之理。正气决定于体质，体质的强弱决定着正气的虚实。因此，发生疾病的内在因素在很大程度上是指人的体质因素。正如《灵枢·论勇》谓"有人于此，并行而立，其年之少长等也，衣之厚薄均也，卒然遇烈风暴雨，或病或不病"，其原理即在于体质之强弱。

3. 解释病理变化

体质因素决定病机的从化，从化即病情随体质而变化。由于体质的特殊性，不同的体质类型有其潜在的、相对稳定的倾向性。人体感受邪气之后，由于体质的特殊性，病理性质往往发生不同的变化。如同为感受风寒之邪，阳热体质者得之往往从阳化热，而阴寒体质者则易从阴化寒。又如同为湿邪，阳热之体得之，则湿易从阳化热，而为湿热之候，而阴寒之体得之，则湿易从阴化寒，而为寒湿之证。因禀性有阴阳，脏腑有强弱，故机体对致病因子有化寒、化热、化湿、化燥等区别。传变是疾病的变化和发展趋势。疾病传变与否，虽然与邪之盛衰、治疗是否得当有关，但是还是取决于体质因素。体质主要是通过影响正气的强弱，从而决定发病、传变的速度。体质强壮者，抗邪能力强，一般不容易患病，虽然病邪侵入发病，但其发展速度慢，传变较少，故病程也较短暂。如伤寒之太阳病，患病七日以上而自愈者，正是因为太阳行经之期已尽，正气胜邪之故。如果在邪气盛而身体又具有传变条件的情况下，则疾病可以迅速传变，患伤寒病六七日，身不甚热，但病热不减，患者烦躁，即因正不敌邪，病邪从阳经传阴经。总之，疾病传变与否，虽与邪之盛衰、治疗得当与否有关，但主要还是取决于体质因素。

4. 指导辨证

体质是辨证的基础，体质决定疾病的证候类型。首先，感受相同的致病因素或者患同一种疾病，因个体体质的差异可表现出阴阳寒热虚实不同的证候类型，即"同病异证"。如同样感受寒邪，有的人出现发热恶寒、头身疼痛、苔薄白、脉浮等风寒表证；有的人一发病就出现畏寒肢冷、纳呆食减、腹痛泄泻、脉象缓弱等脾阳不足之证。前者平素体质尚强，正气御邪于肌表；后者阳气素虚，正不胜邪，以致寒邪直中太阴，故出现上述情况。又如同一地区、同一时期所发生的感冒，由于病邪不同，体质各异，感受也有轻重。因此，其临床类型有风寒、风热两大类别，以及夹湿、夹暑等不同兼证。同病异证的决定因素，不在于病因而在于体质。

5. 指导治疗

辨证论治是中医治疗的基本原则和特色，而形成证候的内在基础是体质。体质是中医治疗的重要依据，在疾病的防治过程中，按体质论治是"因人制宜"的重要内容。个人体质不同，决定证候的不同，治法和方药应当针对证候而有别。临床上，患同一种病，同一治法对此人有效，对他人则不但无效，反而有害，其原因就在于病同而人不同，体质不同，故疗效不一样。另外，体质受到先天禀赋、年龄、性别、生活条件以及情志等多种因素的影响，故通常所说的"因人制宜"，其核心就是区别体质和治疗。

6. 指导养生

中医学的养生方法有很多，如顺时摄养、调摄精神、起居有常等。养生要根据各自不同的体质特性，选择相应的措施和方法，兼顾个体的体质特点。例如，在食疗方面，体质偏阳者宜凉忌热；体质偏寒者宜温忌寒；形体肥胖者宜清淡而忌肥甘；体质偏阴虚火旺者宜甘凉滋润而忌辛辣；阳虚体质者宜温补之等。另外，在精神调摄方面，也要根据个体体质的特性，采用不同的心理调节方法，以保持心理平衡，维持和增进心理健康。如抑郁之人，应注意情志的调节，消除其不良情绪。阳虚体质者，精神多萎靡不振，多自卑而缺乏勇气，应该帮助其建立生活的信心。

【案例解析】

体质的特殊性是由脏腑之盛衰、气血之盈亏所决定的，反映了机体阴阳运动形式的特殊性。由于体质的特异性、多样性和可变性，形成了个体对疾病的易感倾向、病变性质、疾病过程及其对治疗的反映等方面的明显差异。因此，中医学强调"因人制宜"，并把体质学说同病因学、病机学、诊断学、治疗学和养生学等密切地结合起来，以指导临床实践。

【知识考核区】

1. 疾病的传变主要是由什么决定的（　　）。

A. 阴阳　　　　　　　　　　B. 邪气盛衰

C. 脏腑　　　　　　　　　　D. 体质

E. 治疗得当与否

2. 以下说法错误的是（　　）。

A. 体质偏阳者宜凉忌热

B. 体质偏寒者宜温忌寒

C. 形体肥胖者宜清淡而忌肥甘

D. 体质偏阴虚火旺者宜甘凉滋润而忌辛辣

E. 阳虚体质者宜清润而忌温补

答案：1. D 2. E

小 结

1. 体质的定义

体质是指人类个体在生命活动过程中，形成于先天，定型于后天，由遗传性和获得性等因素所决定的，在形体结构、生理功能和心理活动方面综合的相对稳定的特性。

2. 体质的形成

体质的形成主要受先天禀赋和后天作用的相互影响。脏腑经络及精气血津液是体质形成的生理学基础。

3. 体质的分类

体质分为阴阳平和质、偏阳质、偏阴质。

4. 体质学说的应用

说明个体对某些病因的易感性，阐释发病原理，解释病理变化，指导辨证，指导治疗，指导养生。

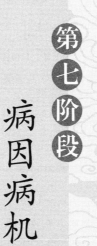

第七阶段

病因病机　邪正相争

第九周

病 因
(Etiology)

一、外感性致病因素

(一) 六淫

【案例导入】

某男，28岁，喑哑，失音1天，伴咳嗽、恶寒发热。患者两天前受凉感冒，第二天早上出现咽痛，语声不出，咽喉痛甚，微微红肿，吞咽不利，恶寒重发热轻，无汗，头痛，肢体酸楚疼痛，鼻塞流清涕，咳嗽，口不渴，痰色白量少，舌质淡，苔薄白，脉浮紧。

这是六淫中的哪一类？

【学习目标】

掌握六淫的含义、特性。

熟悉六淫各自的性质与致病特点

【概念简述】

什么是六淫？六淫致病的共同特点是什么？

六淫即风、寒、暑、湿、燥、火（热）六种外感病邪的统称。在正常情况下，风、寒、暑、湿、燥、火六种不同的气象因素所形成的正常气候变化，是万物生长收藏和人类赖以生存的必要条件，统称为六气。

六淫的共同特点有：①外感性，指发病途径多从肌表、口鼻而侵犯；②季节性，指六淫致病带有季节性，春季多风病，夏季多暑病，长夏、初秋多湿病，深秋多燥病，冬季多寒病；③地域性，指六淫致病与生活、工作的区域和环境密切相关；④相兼性，指六淫可单独致病，也可两种以上同时侵犯致病；⑤转化性，六淫致病后，不仅相互影响，而且在一定的条件下，病机性质会相互转化。

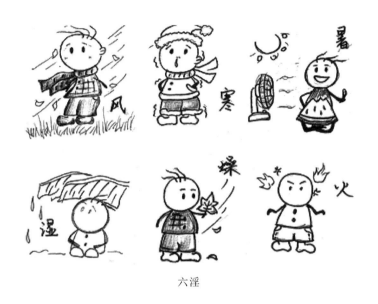

六淫

【重点难点分析】

六淫各自的性质和致病特点如下。

1. 风邪

凡致病具有善动不居、轻扬开泄等特性的外邪，称为风邪。风邪为病，四季皆有，以春季为多见。风邪的性质和致病特点见表9-1。

（1）风为阳邪，轻扬开泄，易袭阳位　风邪善动不居，具有轻扬、升发、向上、向外的特性，故为阳邪。其性开泄，指其容易使皮肤腠理疏泄开张而汗出，所以风邪常伤及人体的上部（头面）、阳经和肌表，出现头痛、汗出、怕风的症状。

（2）风性善行而数变　"善行"指风性善动不居、游移不定的特点，故其致病具有病位游移、行无定处的特点，如游走性关节疼痛。"数变"指风邪致病具有变幻无常和发病迅速的特点，如风疹。

表 9-1 风邪的性质及致病特点

性质	致病特点	主要病证
风为阳邪 轻扬开泄	病位在上	伤风—头痛、鼻塞、咽痒
	病位在下	伤风—汗出、发热、恶风
善行数变	病位游走不定	风痹—四肢关节疼痛、游走无定处
	症状变化无常	风疹—皮疹时隐时现，此起彼伏
风性主动	肢体异常运动	破伤风—四肢抽搐、拘挛、角弓反张
风为百病之长	多兼邪致病，为外邪致病的先导	风寒、风湿、风热、风燥等兼夹之证

（3）风性主动　指风邪致病具有动摇不定的特征。如风邪入络引发的颜面肌肉抽搐，或者眩晕、震颤、抽搐、颈项强直、角弓反张等症状。

（4）风为百病之长　一指风邪常兼他邪合而伤人，为外邪致病的先导。二指风邪袭人致病最多。

2. 寒邪

凡致病具有寒冷、凝结、收引特性的外邪，称为寒邪。寒邪常见于冬季。寒伤肌表称为"伤寒"，寒邪直中于里，伤及脏腑阳气者，称为"中寒"。寒邪的性质和致病特点见表 9-2。

表 9-2 寒邪的性质及致病特点

性质	致病特点	主要病证
寒为阴邪 其性寒冷	寒证,损伤阳气	表寒证—寒袭肌表，恶寒发热无汗 里寒证—寒中于里，伤及脾胃阳气，脘腹冷痛、呕吐腹泻、形寒怕冷、四肢不温
寒性凝滞	气血运行迟滞， 凝结不通产生疼痛	寒袭肌表—头身疼痛 寒中于里—脘腹冷痛 寒痹—关节疼痛剧烈，遇寒痛甚
寒性收引	腠理收缩,汗孔闭塞	寒袭肌表—恶寒发热而无汗
	筋脉收缩挛急	寒客经络关节—四肢拘急,屈伸不利

（1）寒为阴邪，易伤阳气　寒为阴气盛的表现，"阴胜则寒"，

所以制约阳气，使得阳气不能去除阴寒之邪，故曰"阴寒则阳病"。

（2）寒性凝滞　指寒邪侵入，使经脉气血凝结，结脉阻滞。寒邪侵入可导致：①凝滞血脉；②凝滞津液；③寒郁日久，常从热化。

（3）寒性收引　是指寒邪侵袭人体，使得气机收敛，腠理、经络、经脉收缩而挛急。

3. 暑邪

凡夏至之后，立秋以前，致病具有炎热、升散、兼湿特性的外邪，称为暑邪。暑邪致病，具有明显的季节性，只有外感，没有内生。暑邪的性质和致病特征见表 9-3。

表 9-3　暑邪的性质及致病特点

性质	致病特点	主要病证
暑性炎热	阳热症状	高热、烦渴、面红、目赤、脉洪大
暑性升散	上犯头目	头昏、目眩、面赤
	上扰心神	突然昏倒，不省人事
	腠理开泄	多汗
	伤津耗气	口渴多饮、尿赤短少、气短乏力
暑多夹湿	暑湿夹杂	身热不畅、烦渴、四肢困倦、胸闷、呕恶、苔黄腻

（1）暑为阳邪，其性炎热　是指暑为盛夏火热之气所化，火热属阳，故为阳邪。暑邪致病多表现一些阳热症状，如高热、面赤、心烦、脉象洪大等。

（2）暑性升散，扰神，伤津耗气　暑为阳邪，性升发，其气通于心，故易上扰心神，或侵犯头目，症见心胸烦闷不宁、头昏、目眩、面赤等。暑性升散，故出汗多，不仅伤津，而且耗气，表现为口渴喜饮、尿赤短少、气短乏力等症状。

（3）暑多夹湿　暑季气候炎热，且多雨而潮湿，热蒸湿动，水汽弥漫，故暑邪致病多夹湿邪为患。

4. 湿邪

凡致病具有重浊、黏滞、趋下特性的外邪，称为湿邪。湿为长夏的主气。湿邪的性质和致病特征如下。

（1）湿为阴邪，易损伤阳气，阻遏气机　湿为重浊有质之邪，与水同类，均为水汽所化而属阴邪。另外，湿的特性使得侵入人体时易留置于脏腑，阻遏气机，使气机升降失常，经络阻滞不畅。

（2）湿性重浊、趋下，易袭阴位　"重"指湿邪致病，会出现以沉重感为特征的临床表现。如周身困重、关节重痛、肢倦等。"浊"指秽浊、垢浊，表现出排泄和分泌物秽浊不清的特点。因湿有形，状类水，性属阴，故湿邪侵入一则下部先受湿为病，二则其为病多留滞趋下，袭阴位，多表现为下肢水肿为甚、脚气、小便淋浊等。

（3）湿性黏滞　一指症状的黏滞性，如排泄物和分泌物多滞涩不畅、口黏、口甘和舌苔厚滑黏腻等；二指病程的缠绵性，湿性黏滞，易阻气机，气不行则湿不化，其体胶着难化，故起病隐缓，病程较长，往往反复发作，或缠绵难愈。

5. 燥邪

凡致病具有干燥、收敛等特性的外邪，称为燥邪。燥邪还分为温燥与凉燥。温燥与凉燥的区别见表 9-4。

表 9-4　温燥与凉燥的区别

内容	温燥	凉燥
时间	初秋	晚秋
气候	有夏热之余气,燥与热结合	有近冬之寒气,燥与寒结合
证候	温燥证(燥而偏热)	凉燥证(燥而偏寒)

燥邪的性质和致病特征主要有以下几点。

（1）燥性干涩，易伤津液　燥邪为干涩病邪，故最易伤人体的津液，表现为口鼻干燥、咽干口渴、皮肤干涩、小便短少、大便干结等。

（2）燥易伤肺　肺为娇脏，喜清润而勿燥，肺主气司呼吸，直接与大自然相通，燥邪多从口鼻而入，最易伤肺津，表现为干咳少痰，或痰黏难咳或痰中带血，甚则喘息胸痛等。

6. 火（热）邪

凡致病具有炎热升腾等特性的外邪，称为火热之邪。火热之邪的性质和致病特征主要有以下几点。

（1）火热为阳邪，其性炎上　火热之性炎热、升腾，故为阳邪。阳邪侵入，阴气与之相搏，邪气亢盛则致人体阳气病理性偏亢，表现为实热证，即高热、烦渴、汗出、脉洪等。火性趋上，火热之邪易侵害人体上部，故火热病证多发生在人体上部，尤以头面部为多见，如目赤肿痛、咽喉肿痛等。

（2）火热易扰心神　火热与心相通，故火热之邪入于营血，尤易影响心神，出现心烦失眠，甚至狂躁不安，或神昏谵语等症状。

（3）火热之邪易伤津耗气　火热之邪侵入，热邪于内，一方面迫津外泄，另一方面则直接消灼煎熬津液，从而耗伤人体的阴液，故火热之邪致病常伴有口渴喜冷饮、咽干舌燥、小便短赤、大便秘结等津液耗伤的症状。另外，热邪迫津外泄，往往气随津脱，表现为体倦乏力、少气懒言等气虚之症，甚则全身津气脱失。

（4）火热易生风动血　"生风"是指火热之邪侵犯人体，燔灼肝经，耗劫阴液，筋脉失养，易引起肝风内动的病证。临床表现为高热、四肢抽搐、两目上视、角弓反张等。"动血"指火热入于血分，易迫血妄行。火热之邪侵犯血脉，轻则加速血行，甚则可灼伤脉络，迫血妄行，引起各种出血证，如吐血、衄血、便血、尿血、皮肤发斑、妇女月经过多、崩漏等。

（5）火邪易致疮痈　火热之邪入于血分，可聚于局部，腐蚀血肉，发为痈肿疮疡。因此，由火毒壅聚所致之痈疡，其临床表现以疮疡局部红肿热痛为特征。

【案例解析】

患者感受风寒之邪，肺气壅滞。寒邪外侵，气血壅滞不畅，搏结于咽喉，故咽喉红肿疼痛，吞咽不利；风寒犯肺，肺失清肃，肺气上逆，故咳嗽；寒为阴邪，故痰色白量少，口不渴；鼻为肺窍，肺气失宣，鼻道不利，故鼻塞流清涕；风寒袭表，卫阳被遏，不能温煦肌表，卫阳抗邪外出，故恶寒重发热轻；风寒袭表，寒性收引凝滞，腠理闭塞，故肢体酸痛、无汗；舌质淡、苔薄白、脉浮紧均为风寒外袭之象。

【知识考核区】

1.哪项病因致病受环境变化影响较大（　　）。

A.六淫　　　　B.七情　　　　B.痰饮　　　　D.瘀血

2.易袭阳位，具有轻扬向上特性的邪气是（　　）

A.暑邪　　　B.风邪　　　C.火邪　　　D.燥邪

3.寒邪的性质和致病特点是（　　）。

A.为阴邪，易阻气机　　　　B.性凝滞，可致周身疼痛

C.易伤肺，出现咳嗽痰少　　　D.性黏滞，病难速愈

E.易合他邪兼夹至病

4.具有炎热特点的邪气是（　　）。

A.风邪　　　　B.寒邪　　　　C.燥邪　　　　D.火邪

E.湿邪

答案：1.A　　　2.B　　　3.B　　　4.D

（二）疠气

【案例导入】

明·吴又可《瘟疫论》说："夫瘟疫之为病，非风非寒非暑非湿，乃天地间别有一种异气所感。"

这段话表明了瘟疫邪气的什么特点？

【学习目标】

掌握疠气的概念、致病特点。

熟悉疠气的形成和疫病流行的因素。

了解疠气发生的类型及特点。

【概念简述】

什么是疠气?

疠气，指一类具有强烈致病性和传染性的外感病邪。疠气以其

"为病颇重""如有鬼厉之气"而名。

【重点难点分析】

1.疠气的致病特点

（1）发病急骤，病情危笃　由于疠气多属热毒之邪，其性疾速，且常夹毒雾、瘴气等秽浊之邪，而为湿热或寒湿疫毒侵犯人体，故其致病比六淫更显发病急骤，来势凶猛，变化多端，病情险恶。

（2）传染性强，易于流行　疠气具有强烈的传染性和流行性，可通过空气、食物等多种途径在人群中传播。当处在疠气流行的地域时，无论男女老少，体质强弱，凡触之者，多可发病。

（3）一气一病，症状相似　疠气作用于脏腑组织器官，发为何病，具有一定的特异性，而且其临床表现也基本相似。疠气对机体作用部位具有一定选择性，从而在不同部位产生相应的病证。疠气种类不同，所致之病各异。每一种疠气所致之疫病，均有各自的临床特征和传变规律，所谓"一气致一病"。

2.疠气的形成和疫病流行的因素

（1）气候反常　自然气候的反常变化，如久旱、酷热、水涝、湿雾瘴气等，均可滋生疠气而导致疾病的发生。

（2）环境污染和饮食不洁　环境卫生不良及不良生活方式、空气污染等，均可滋生疠气。

（3）预防隔离工作不力　由于疠气具有强烈的传染性，人触之者皆病，预防隔离工作不力，也往往会使疫病发生或流行。

（4）社会因素　社会因素对疠气的发生与疫病的流行也有一定的影响。若战乱不停，社会动荡不安，工作环境恶劣，生活极度贫困，则疫病不断发生和流行。

3.疫病发生的类型及特点

根据瘟疫邪气致病的不同特点，其发病又可分为温疫、寒疫、湿热疫的不同。疫病的分类与特点见表9-5。

表 9-5 疫病的分类与特点

分类	主要表现	病因
温疫	高热、自汗而渴,不恶寒,或先憎寒而后发热,日后但热而不憎寒,头疼身痛,脉数	温热疫疠毒邪
寒疫	憎寒壮热,头痛骨节烦痛,或咳嗽气壅,或鼻塞声重	感受暴寒而发之疫
湿热疫	始恶寒,后但热不寒,汗出胸痞,苔白或黄,口渴不引饮,身重头痛,目黄,泄泻	夹湿之疫疠毒邪

【案例解析】

这段话的大意为瘟疫邪气致病,不像风寒暑湿等六淫一样,它是天地间存在的一种致病因素,表明其是一类具有强烈致病性和传染性的外感病邪。

【知识考核区】

1.疠气的致病特点是 （　　　）。

A. 易扰动心神 　　　　　　　B. 高热持续不退

C. 易伤津耗气 　　　　　　　D. 传染性强

E. 四肢抽搐

2.疫气形成和疫病流行的原因有 （　　　）。

A. 气候反常 　　　　　　　　B. 社会因素

C. 暴饮暴食 　　　　　　　　D. 环境污染,饮食不洁

E. 预防隔离工作不好

3.疠气可通过哪些途径而致病 （　　　）。

A. 空气传染 　　　　　　　　B. 口鼻而入

C. 蚊虫叮咬 　　　　　　　　D. 随饮食入里

E. 感受风寒

4.关于疠气的正确概念是 （　　　）。

A. 天地间别有一种异气所感 　B. 具有强烈的传染性和流行性

C. 有别于六淫 　　　　　　　D. 非风非寒非暑非湿

E. 有一种特异的亲和力

答案：1. D　　2. ABDE　　3. ABCD　　4. ABCDE

二、内伤性致病因素

【案例导入】

某女，40 岁，情志抑郁，急躁易怒 5 月余，伴有失眠、月经不调。患者半年前因手术后忧虑过度，情志易怒近半年，症见神情焦虑，急躁易怒，失眠多梦，伴胸肋脘腹胀满不舒，不思饮食，多食则恶心欲呕，嗳气频频，月经不定期，经量偏少且有紫暗血块，经行腹胀痛，舌淡红，苔薄白，脉弦细。

这属于内伤性致病因素的哪一种呢？

【学习目标】

掌握内伤性致病因素的概念与分类。

熟悉七情内伤的致病特点。

了解饮食失宜、劳逸失度的意义。

【概念简述】

什么是内伤性致病因素？内伤性致病因素分为哪些？

内伤性致病因素，是指能直接伤及脏腑气血阴阳而发病的一类病因，是与外感性致病因素相对而言的。内伤性致病因素分为七情内伤、饮食失宜、劳逸失度等。

【重点难点分析】

1. 七情内伤

（1）概念　七情，是指喜、怒、忧、思、悲、恐、惊七种正常的情志活动，是机体对外界环境刺激的不同反应，一般不会导致或诱发疾病。只有强烈持久的情志刺激，超越了人体适应能力，损伤机体脏腑精气，导致功能失调，或机体脏腑精气虚衰，对情志刺激的适应调节能力低下，而导致疾病发生或诱发时，七情则称之为"七情内伤"。

（2）致病特点　情志活动是以五脏精气为物质基础，由外界环境的作用，经五脏气化而表现于外的情感反应。所以七情内伤会直接影响相应的内脏，使脏腑气机紊乱，气血失调，久而脏腑精气耗伤，导致多种病变的发生。

① 直接伤及内脏，首伤心神：七情过激致病，可直接伤及相应的内脏。怒伤肝，喜伤心，思伤脾，忧伤肺，恐伤肾。但由于人体是一个有机的整体，又因心主血而藏神，为五脏六腑之大主，故情志所伤，必然首先影响心神，然后作用于相应脏腑，导致脏腑精气血阴阳的功能失常而发病。

② 影响脏腑气机，引发多种病证：怒则气上，喜则气缓，悲忧则气郁、气消，恐则气下，惊则气乱，思则气结。

七情引起的气机变化与病证见表9-6。

表 9-6　七情引起的气机变化与病证

七情	气机	病证
怒	气上，气机上逆，甚则血随气升，并走于上	头胀头痛，面红目赤，呕血，昏厥猝倒
喜	气缓，心气涣散不收，心气暴脱或神不守舍	精神不能集中，甚则神志失常，狂乱
悲（忧）	气郁、气消，肺气抑郁及肺气耗伤	意志消沉、精神不振、气短胸闷、乏力懒言
恐	气下，肾气失固，气陷于下	二便失禁，甚则骨酸脚软、滑精
惊	气乱，心神不定，气机逆乱，肾气不固	惊悸不安，慌乱失措，甚则神志错乱，或二便失禁
思	气结心脾，气机结滞，运化失职	精神萎靡、反应迟钝、不思饮食、腹胀纳呆、便溏

③ 数情交织为病，多伤及心肝脾：七情致病，既可一种情志单独伤人，又可两种以上情志相兼为病。如忧思伤人，既可伤肺，又可伤心脾；郁怒伤肝，也可伤心脾；猝喜大惊既可伤心，亦可累肾等。

④ 可致病情加重，或迅速恶化：情绪积极乐观，当怒则怒，怒而不过，当悲则悲，悲而不甚，则有利于病情的好转乃至痊愈。若情志悲观、消沉、失望，或异常波动，可加重病情，使之迅速恶化甚则死亡。

2. 饮食失宜

饮食是人体后天生命活动所需营养物质的重要来源，但饮食要有一定的节制。若饮食失宜，可成为病因而影响人体的生理功能，导致脏腑功能失调或正气损伤而发生疾病。饮食失宜，可分为三类：一是饮食不节；二是饮食不洁；三是饮食偏嗜。

（1）饮食不节　正常的饮食，应以适度为宜。如过饥过饱，或饥饱无常，则可导致疾病发生。

① 过饥：长期摄食不足，营养缺乏，气血生化减少，一方面因气血亏虚而脏腑组织失养，功能活动衰退，全身虚弱；另一方面又因正气不足，抗病力低下，易招致外邪入侵，继发其他疾病。

② 过饱：轻者表现为饮食积滞不化，以致病理产物"积食"内停，可见脘腹胀满疼痛、嗳腐吞酸、呕吐、泄泻、厌食、纳呆等，严重者，可因脾胃久伤或营养过剩，而发展为消渴、肥胖、心脉痹阻等。

（2）饮食不洁　是指进食不洁净或有毒的食物，而导致疾病的发生。常有脘腹疼痛、恶心呕吐、肠鸣腹泻等症状。

（3）饮食偏嗜　指特别喜好某种性味的食物或专食某些食物而导致人体阴阳失调，或导致某些营养物质缺乏而引起疾病发生。

① 寒热偏嗜：饮食要求寒温适中。若过分偏嗜寒热饮食，可导致人体阴阳失调而发生某些病变。如偏嗜生冷寒凉之品，则损伤脾胃阳气，导致里寒或寒湿内生。若偏嗜辛温燥热饮食，又可使肠胃积热。

② 五味偏嗜：五味不可偏废，且五味与五脏又各有其一定的亲和性。如果长期嗜好某种性味的食物，就会导致相应之脏的脏气偏盛，功能活动失调而发生多种病变。

③ 食物偏嗜：若仅食某种或某类食品，或膳食中缺乏某些食物等，久之也可成为某些疾病的发生原因。如过食肥甘厚味，可聚湿生痰、化热；若因偏食而致某些营养物质缺乏，也可发生多种病变，如瘿瘤（碘缺乏）、佝偻病（钙、磷代谢障碍）、夜盲（维生素A缺乏）等。

3. 劳逸失度

合理调节劳逸，是保证人体健康的必要条件。如果劳逸失度，或长时间过于劳累，或过于安逸静养，都不利于健康，可导致脏腑经络及精气血津液神的失常而引起疾病发生。

（1）过劳　即过度劳累，也称劳倦所伤。指较长时间繁重的体力劳作，积劳成疾；或病后体虚，勉强劳作；或突然用力过度与不当而造成持重努伤。

① 劳力过度：其病变特点主要表现在两个方面：一是过度劳力而耗气，损伤内脏的精气，导致脏气虚少，功能减退；二是过度劳力而致形体损伤，即劳伤筋骨。

② 劳神过度：又称"心劳"。指长期用脑过度，思虑劳神而积劳成疾。病变特点表现在易耗伤心血，损伤脾气，以致心神失养，神志不宁，以及脾失健运而纳少、腹胀、便溏、消瘦等。同时，劳神过度精血耗伤，往往可见心肝血虚或心肾不交等病理变化。

③ 房劳过度：又称"肾劳"。指房事太过，或手淫恶习，或妇女早孕多育等，耗伤肾精、肾气而致病。

（2）过逸　即过度安逸。包括体力过逸和脑力过逸等。其特点主要表现在三个方面：一是安逸少动，气机不畅；二是阳气不振，正气虚弱；三是长期用脑过少，加之阳气不振，可致神气衰弱，常见精神抑郁、萎靡、健忘、反应迟钝等。

【案例解析】

这属于七情内伤导致的肝气郁结证。因手术后情志不遂，肝失调达，故半年来神情焦虑，精神抑郁，烦躁易怒；肝喜调达而恶抑郁，肝失疏泄，气血运行不畅，心脉失养，故失眠多梦；气机郁滞，经气不利，肝络失和，故胸肋脘腹胀满不舒；肝气犯胃，胃失和降，肝气乘脾，故不思饮食、嗳气频频；女子以肝为先天之本，肝郁气滞，血行不畅，冲任失调，故月经先后无定期；气滞血瘀，故有紫暗色血块，腹部胀痛；淡红舌、薄白苔、脉弦细均为气血瘀滞之象。

　　1.七情内伤致病首先损伤的脏是（　　　）

　　A.肝　　　　　　　B.脾　　　　　　　C.心　　　　　　　D.肺

　　E.肾

　　2.过度恐惧对气机的影响是（　　　）。

　　A.气消　　　　　　B.气结　　　　　　C.气上　　　　　　D.气下

　　3.劳神过度，临床多见症状是（　　　）。

　　A.腰酸腿软，精神萎靡

　　B.气少力衰，神疲消瘦

　　C.心悸、失眠、纳呆、腹胀、便溏

　　D.动则心悸、气喘汗出

　　E.眩晕耳鸣

　　4.最易导致脘腹胀满、嗳腐泛酸、厌食症状的是（　　　）。

　　A.摄食不足　　　　　　　　B.饮食不洁

　　C.暴饮暴食　　　　　　　　D.饮食偏寒偏热

　　E.过嗜瓜果

　　答案：1.C　　2.D　　3.B　　4.C

三、病理产物类致病因素

（一）痰饮水湿

【案例导入】

　　某女，44岁，作家，胃脘痞满1年余，加重半月。患者常出现胃脘痞满胀痛，曾服药有所好转。半月前因吃过多冷饮又出现心下痞满，恶心呕吐，食欲不振，口黏乏味，头身困重，有时头晕目眩，形体消瘦，大便稀溏，舌苔白腻，脉濡缓。

　　这位患者出了什么问题？

【学习目标】

　　掌握痰饮水湿的概念、致病特点和病证特点。

熟悉痰饮水湿的形成。

【概念简述】

什么是痰饮水湿?

痰饮水湿是机体水液代谢障碍所形成的病理产物，又称为继发性病因。

【重点难点分析】

1. 痰饮水湿的形成

痰饮水湿是水液代谢障碍形成的病理产物，因此凡对津液代谢有影响的致病因素及与津液代谢密切相关的脏腑功能失调，均可导致痰饮水湿的形成。

（1）外感六淫、疫疠之气，七情内伤、饮食劳逸，瘀血、结石等致病因素是形成痰饮水湿的初始病因。

（2）肺、脾、肾、三焦等脏腑对水液代谢发挥着重要作用，其功能失常是痰饮水湿形成的中心环节。

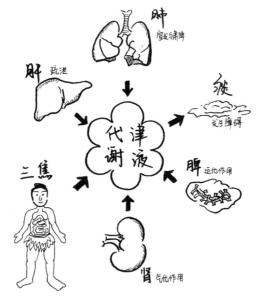

痰的形成

2. 痰饮水湿的致病特点

（1）阻碍气血运行　痰饮水湿多为有形的病理产物，一旦形成则常阻碍气血的运行，日久可致瘀血形成，故多夹瘀为病。

（2）影响脏腑气机　痰饮水湿停滞，易于阻滞气机，导致脏腑气机升降出入失常。

（3）易合他邪为患　痰饮为湿浊之邪，其致病常表现为病变部位麻木冷痛、寒甚热减，或肿块不红不热不痛、根脚散漫等阴证性质。

（4）易蒙窍扰神　痰饮致病，每易蒙蔽清窍，扰乱神明，出现一系列神志失常的病证。

（5）病势缠绵，病程较长　痰饮水湿皆由体内津液积聚而成，均有重浊黏滞之性，且作为致病因素作用于机体，又会影响脏腑气机，加重水液代谢障碍，互为因果，形成恶性循环。

3. 痰饮水湿致病的病证特点

痰饮水湿形成后，随气升降流行，内而脏腑，外而筋骨皮肉，无所不至，可影响多个脏腑组织，致病广泛，症状复杂，变化多端。

（1）痰证　痰之为病，病理变化多种多样，临床表现异常复杂，故有"百病多由痰作祟"之说（见表9-7）。

表9-7　痰所在部位及主要病证特点

痰饮部位	主要病证
痰阻于肺（肺失宣降）	咳嗽、气喘、胸闷、痰多
痰阻于心（血行不畅）	胸闷、心悸
痰迷心窍（蒙蔽心神）	神昏痴呆
痰火扰心（扰乱心神）	癫、狂、面红目赤、躁动不安
痰上犯头目	眩晕、昏冒
痰气互结于喉咽	咽中似有物阻，吞之不下、吐之不出(梅核气)
痰阻经络	肢体麻木、半身不遂、口眼歪斜
痰结于皮下	皮下结节、肿块(瘰疬、痰核)
痰结于筋骨与肌肉	深部肿块、流痰或成瘘管流溢脓血(阴疽流注)
痰结于关节	关节疼痛、肿大、强直、畸形

（2）饮证（见表 9-8） 是指体内水液停聚而转化成的病理性产物，其质地较痰为清稀。由饮邪停聚于胃肠、心肺、胸胁等处所致的证候，即为饮证。

表 9-8　饮所在部位及主要病证特点

饮停部位	主要病证
饮停于肺	胸闷、咳喘不能平卧、其形如肿、吐清晰痰液（支饮）
饮在胸胁	胸胁胀满、咳嗽引胁作痛（悬饮）
饮在肠胃	脘腹胀痛、肠鸣辘辘有声、呕吐清水痰涎（痰饮）
饮在皮肤	肢体水肿、身重无汗、尿少（溢饮）
饮停腹中	腹胀大如鼓、尿少、腹壁青筋显露

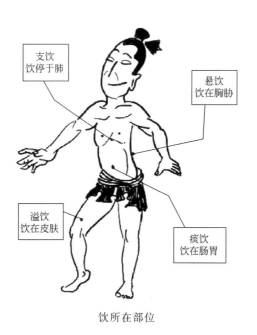

饮所在部位

（3）水湿（见表 9-9） 痰饮与水湿，皆为水液代谢失常所致，异名而同类，皆为阴邪，但有区别，稠浊者为痰，清稀者为饮，更清者为水，湿则呈弥散状态。

表 9-9　水湿所在部位及主要病证特点

水湿病位	主要病证
壅于上焦	肺气痹阻,气滞不畅
阻于中焦	脾胃升降失常,清浊之气相混
注于下焦	膀胱气化失司,尿液排泄不利

总之,痰饮水湿在不同的部位有不同的临床表现,大体可归纳为咳、喘、悸、眩、呕、满、肿、痛八大症状。虽然痰饮水湿病证繁多,错综复杂,但舌苔滑腻,为其共有特点之一。

【案例解析】

患者饮食不慎,寒湿内侵,中阳被困,以致寒湿内生,运化失职,胃失和降则脘痞纳呆;胃气上逆则恶心呕吐;清阳不升,痰浊上蒙故头晕目眩;脾胃虚弱,长期进食减少,故形体消瘦;湿困脾阳,清气不得上升而下陷,故大便稀溏;舌苔白腻、脉濡缓均为寒湿困脾之象。

【知识考核区】

1. 与痰饮水湿形成关系密切的是（　　　）。

A. 心肺脾功能障碍　　　　　B. 肺脾肝功能障碍

C. 脾肝肾功能障碍　　　　　D. 肺脾肾功能障碍

E. 心脾肾功能障碍

2. 饮在肠间的为（　　　）。

A. 痰饮　　　　B. 悬饮　　　　C. 溢饮　　　　D. 支饮

E. 留饮

3. 饮在胸胁的为（　　　）。

A. 痰饮　　　　B. 悬饮　　　　C. 溢饮　　　　D. 支饮

E. 留饮

4. 饮在肌肤的为（　　　）

A. 痰饮　　　　B. 悬饮　　　　C. 溢饮　　　　D. 支饮

E. 留饮

答案：1. D　　2. A　　3. B　　4. C

（二）瘀血

【案例导入】

某男，48 岁，外伤头痛头晕 3 月余。患者 3 个月前因车祸头部受伤急往送医，醒来后头晕头痛，恶心欲吐，经检查排除脑器质性病变，头痛时作，刺痛固定，伴有面色晦暗，头晕眼花，失眠多梦，心悸健忘，二便尚可，舌质暗红，边有瘀斑，苔薄白，脉弦细涩。

这是由于什么引起的疾病呢？

【学习目标】

掌握瘀血的概念以及致病特点。

熟悉瘀血的形成。

【概念简述】

什么是瘀血？

瘀血是指体内血液停积而形成的病理产物，属于继发性病因。包括体内瘀积的离经之血，以及因血液运行不畅，停滞于经脉或脏腑组织内的血液。

【重点难点分析】

1. 瘀血的形成

血液正常运行必须具备三个条件：一是血液充盈，寒温适宜；二是脉道完整通畅；三是脏腑功能正常，特别是心的主宰、脾的统摄生化、肝的贮藏调节、肺的助心行血功能正常。

（1）气血运行失调是形成瘀血的病理基础　各种原因导致气虚、气滞、血寒、血热、阴血亏虚以及脉道伤损不利等，均可使脉中血液运行迟缓、阻滞、凝聚而为瘀血。

（2）脏腑主司血液运行功能失常是形成瘀血的中心环节　血液的运行赖气的推动和固摄作用的协调平衡，推动血液，主要在于心气、肺气、肝气；固摄血液，主要在于脾气、肝气。心气不足，心阳不振，无力推动血行，可见心脉瘀阻；肺气虚损，不能助心行血，则血行涩迟；肝失疏泄，气机郁滞，则血随气滞；脾失统摄，肝不藏血，血溢脉外，停积体内，则可见皮下瘀血及内脏瘀血。

2. 瘀血的致病特点

瘀血致病，病理变化错综复杂，病位广泛，病证繁多，主要特点可归纳如下。

（1）瘀血致病的共有特点

① 阻滞气机：瘀血停滞脏腑经络，导致气机郁滞，而气滞又可加重瘀血，故瘀血必多兼气滞，见局部疼痛、青紫、肿胀等症。

② 瘀阻经脉：经脉以通为要，瘀血阻于经脉，则血液失于畅行，不通则痛，局部可出现疼痛、青紫、瘀斑、瘀点、症积肿块，甚则坏死等病证；经脉瘀阻不通，脉络受损，则血溢脉外而见出血紫暗有块等。瘀血阻于经脉之中，血液运行不畅，受阻部位得不到血液的濡养滋润，势必导致脏腑功能异常，影响新血的形成，故有"瘀血不去，新血不生"之说。故久瘀之人，常可见肌肤甲错、毛发不荣等因血液亏虚而失于濡润的症状。

③ 病位固定：瘀血作为一种有形的病理产物，一旦停滞于体内某一部位，多难以及时消散，故其致病具有病位相对固定的特点，如局部刺痛固定不移，或症积肿块日久不消等。

④ 病证繁多：瘀血形成的病理基础是气血运行失调，而气血运行全身，无处不到，因此，瘀血致病病位广泛，病证繁多，随其所瘀阻的部位不同，而有不同的临床表现。

（2）瘀血致病的病证特点　瘀血致病虽然病证错综繁多，但其临床表现却有共同特点。

① 疼痛：瘀血所致疼痛多为刺痛，痛处固定、拒按、夜间痛势尤甚。多因经脉阻滞不通和组织失养而致。

② 肿块：肿块固定不移，在体表局部青紫肿胀，在体内多为症块，按之有形，质地较硬，位置固定不移。多因瘀血阻滞经脉、组织、脏腑，或外伤而致。

③ 出血：血色紫暗或夹有瘀血块，或大便色黑如漆。多因瘀

血阻滞，经脉瘀塞不通，血溢脉外而致。

④ 发绀：面色紫暗，爪甲、肌肤、口唇青紫。多因瘀血停滞，血液不能正常濡养而致。

⑤ 舌象异常：舌质紫暗，或有瘀点、瘀斑，或舌下静脉曲张，为瘀血最常见最敏感的指征。

⑥ 血管异常：脉细涩、沉弦，或结代，或无脉，或人体各部位静脉曲张，毛细血管扩张，血管痉挛，血栓形成或阻塞。

【案例解析】

患者因头部外伤，瘀血内阻于脑内，不通则痛，故头痛时作；瘀血内阻，气血不能正常流动，头失所养，故头晕眼花；瘀血不去，新血不生，心神失养，故失眠、多梦、健忘、心悸；面色晦暗、舌质红有瘀斑、脉弦细涩均为瘀血内阻之象。

【知识考核区】

1. 瘀血所致出血的特点是（　　　　）

A. 出血量多　　　　　　　　　B. 出血色淡

C. 出血紫暗或有血块　　　　　D. 出血量少

E. 血色鲜红

2. 瘀血证的共同特点有（　　　　）。

A. 疼痛　　　　B. 出血　　　　C. 肿块　　　　D. 面色紫暗

E. 舌质紫暗

3. 瘀血引起的出血特点有（　　　　）。

A. 出血色淡　　　　　　　　　B. 出血色暗

C. 出血夹有血块　　　　　　　D. 出血多见于上部

E. 出血量多

4. 瘀血引起的疼痛特点有（　　　　）。

A. 刺痛　　　　　　　　　　　B. 固定不移

C. 夜间加重　　　　　　　　　D. 拒按

E. 胀痛

答案：1. C　　　2. ABCDE　　　3. BC　　　4. ABCD

（三）结石

【案例导入】

患者，42 岁，男，因"右腰部胀痛不适 1 天"入院，入院时见精神可，右腰部隐痛不适，无尿频、尿急、尿痛，无排肉眼血尿。舌淡红，苔薄腻，脉滑。

患者有可能是什么问题引起右腰部胀痛？

【学习目标】

掌握结石的概念与致病特点。

了解结石的形成。

【概念简述】

什么是结石？

结石，是指因体内湿热浊邪蕴结不散，或久经煎熬形成的砂石样病理产物，属于继发性病因。结石可发生于机体的许多部位，以肝、胆、肾、膀胱和胃为常见。结石是有形质的病理产物，其形状各异，常见的结石有泥砂样结石、圆形或不规则形状的结石等，且大小不一。一般来说，结石小者，易于排出；而结石较大者，难于排出，多留滞而致病。

【重点难点分析】

1. 结石的形成

结石主要是由于脏腑本虚，湿热浊邪乘虚而入，蕴郁积聚不散，或湿热煎熬日久而成。常与饮食、情志、服药及体内寄生虫等因素有关。

（1）饮食失宜　嗜食辛辣，过食肥甘厚味，或嗜酒太过，影响脾胃运化，蕴生湿热，内结于胆，湿热煎熬，日久可形成肝胆结石；湿热下注，蕴结于下焦，日久可形成肾或膀胱结石。若空腹食柿较多，影响胃的受纳通降，可瘀结而为胃石。此外，某些地域的饮水中含有过量或异常的矿物质及杂质等，也可能是促使结石形成的原因之一。

（2）情志内伤　情志失调，肝疏泄失职，胆汁郁结，气滞湿阻久而化热，郁蒸煎熬可形成结石。

（3）服药不当　长期过量服用某些药物，如碱性药物、磺胺类药物、钙、镁、铋类药物等，致使脏腑功能失调，或药物及其代谢产物残存体内，浊物、水湿、热邪相合，可酿成肾结石、胃结石等。

（4）寄生虫感染　虫体或虫卵往往成为结石的核心，蛔虫被公认为是引起胆结石的主要原因。由于蛔虫侵入胆道，不可避免地引起感染及不同程度的梗阻，从而使胆汁疏泄不利，久而形成结石。

2. 结石的致病特点

（1）多发于肝胆、胃、肾和膀胱等脏腑　胆汁、食物、尿液等宜疏通排泄，若壅闭滞塞，则气机阻滞，水停血瘀，浊物凝聚，易酿成结石。因此肝胆、胃、肾、膀胱等为结石易成之部位。

（2）易阻滞气机，损伤脉络　结石为有形实邪，停留体内某些部位，易于阻滞气机，影响气血津液的运行。轻者见局部胀痛、隐痛、按压痛、叩击痛等。重者结石嵌顿于狭窄部位，如胆道或输尿管中，通道梗阻，气血闭阻不通，则可发生剧烈绞痛。若损伤脉络，还可导致出血等症状，如呕血、尿血等。

（3）病程较长，病情轻重不一　结石多为湿热内蕴，日久煎熬而成，除胃柿石外，大多形成过程缓慢。结石的大小不等，停留部位不同，症状表现差异较大，病情轻重不一。一般来说，结石小，脏腑气机尚能通畅，则病情轻微，甚至无任何症状；结石过大，或因外感、情志、饮食、劳累等因素的影响，结石扰动，阻滞气机，则可使病证加剧，症状明显，发作频繁。如肾与膀胱结石，可致腰痛、尿血、石淋或癃闭，甚至尿毒攻心等病证。

（4）易致湿热为患　结石本由脏腑亏虚、湿热浊邪蕴结或煎熬日久而成，一旦形成，患者又易感湿热邪气，或内生湿热之邪。湿热浊邪则乘虚走注。结石留滞之脏腑，出现湿热病证，如胆石症患者，常易发生肝胆湿热，肾与膀胱结石患者，则易发生膀胱湿热。

　　患者因饮食不节，酿成湿热，下注膀胱，湿热蕴结，尿液受其煎熬，日积月累，尿中杂质结成砂石而发本病。砂石不能随尿排出则尿痛。结石损伤脉络则尿中见血。湿热下注膀胱，则见尿频、尿急、尿痛。湿热蕴结，气机不利，气血交阻，通降失畅，不通则痛，故见腰痛。舌淡红、苔薄腻、脉滑为湿热下注之征象。

【知识考核区】

　　1.体内湿热浊邪，蕴结不散，或久经煎熬形成砂石样的病理产物是（　　）。

　　A.痰　　　　　　B.饮　　　　　　C.瘀血　　　　　D.结石

　　E.寄生虫

　　2.结石引起的疼痛多为（　　）。

　　A.冷痛　　　　　B.绞痛　　　　　C.重痛　　　　　D.灼痛

　　E.刺痛

　　答案：1.D　　2.B

四、其他病因

【案例导入】

　　患者，男性，40岁，因"右髋外伤后疼痛，不能活动4h"入院。4h前患者乘公共汽车，左下肢搭于右下肢上，突然急刹车，右膝顶撞于前座椅背上，即感右髋部剧痛，不能活动。遂来院诊治。患者身体素健。无特殊疾病，无特殊嗜好。入院时精神尚可，右髋部屈曲内收，活动受限，右膝踝、足部活动均可，右下肢感觉正常。舌暗红，苔白，脉弦涩。

　　患者是由什么原因引起疾病？

【学习目标】

　　掌握外伤、寄生虫、先天因素的概念。

　　了解外伤、寄生虫、先天因素的致病特点。

【概念简述】

什么是外伤?

外伤是指枪弹、金刃、跌打损伤、持重努伤、烧烫伤、冻伤和虫兽伤而致皮肤、肌肉、筋骨损伤的因素。

什么是寄生虫?

寄生虫是指动物性寄生物,其可寄居于人体内,消耗人体气血津液等营养物质,并损伤脏腑的生理功能而致病。

什么是先天因素?

先天因素又称为胎传,是指禀赋和疾病经胎传使胎儿出生之后易于发生某些疾病的致病因素。根据其发生原因,一般分为胎弱和胎毒两类。

【重点难点分析】

1. 外伤

外伤的致病特点见表 9-10。

表 9-10　外伤致病的分类与病证特点

分类	病证特点
枪弹、金刃、跌打损伤、持重努伤	皮肤肌肉瘀血肿痛、出血,或筋伤骨折、脱臼;重则损伤内脏,或出血过多,可导致昏迷、抽搐、亡阳虚脱等严重病变
烧烫伤	轻则损伤肌肤,受伤部位红、肿、热、痛,皮肤干燥或起水泡、剧痛;重则可损伤肌肉筋骨,使痛觉消失,创面如皮革样,或蜡白、焦黄或炭化;严重烧烫伤,则除有局部症状外,常因剧烈疼痛、火毒内攻、体液蒸发或渗出,可出现烦躁不安、发热、口干渴、尿少等,甚至死亡
冻伤	局部性冻伤,多发生在手、足、耳郭、鼻尖和面额部。发病初起,受冻部位局部皮肤苍白、冷麻,继则肿胀青紫、痒痛灼热,或出现大小不等的水疱等,溃破后常易感染;全身性冻伤,可见寒战、体温逐渐下降、面色苍白、唇青、指甲青紫、感觉麻木、神疲乏力,或昏睡、呼吸减弱、脉迟细。如不救治,易致死亡
虫兽伤	轻则局部损伤,出现肿痛,出血等;重则损伤内脏,或出血过多而死亡。毒蛇咬伤则出现全身中毒症状,如不及时救治,常导致中毒死亡。疯狗咬伤,初起仅见局部疼痛、出血,伤口愈合后,经一段潜伏期,然后可出现烦躁、惶恐不安、牙关紧闭、抽搐、恐水、恐风等症

2. 寄生虫

寄生虫的致病特点如下。

寄生虫所致疾病又称为"虫积"，多由饮食不慎、恣食生冷瓜果及不洁食物等所致湿热内生，蕴酿生虫，久而成积。常见腹痛、食欲不佳、面黄形瘦等症状；严重者，还会出现厥逆、腹胀不通、呕吐，甚至酿成蛊症。

寄生于人体内的虫类颇多，一般有蛔虫、蛲虫、绦虫、血吸虫、囊虫等。其发病各有特征，如蛔虫寄生于肠道，则腹痛时作；钩虫病常表现为面黄肌瘦、嗜食异物；蛲虫病患者常主诉肛门、会阴瘙痒，并可在这些部位直接找到白色细小线状蛲虫；绦虫病症状较轻，常因粪便中发现白色带状或虫节片而就医；血吸虫病因其肝脾肿大，血行不畅，而致水液停聚形成"蛊胀"。

3. 先天因素

先天因素的致病特点如下。

（1）胎弱　指由于父母体质不佳导致小儿禀赋不足，气血虚弱。表现为皮肤脆薄、毛发不生、形寒肢冷、面黄肌瘦、筋骨不利、腰膝酸软、五迟、五软、解颅等。

（2）胎毒　指由于孕产妇恣食辛热、肥甘厚味，或生活调摄失宜，或郁怒悲思、情志不遂，或纵情淫欲，或梅疮等毒火蕴藏于精血之中，隐于母胞，遗毒于胎所致。

由胎传而导致的疾病，包括了遗传性疾病和先天性疾病（见表9-11）。

表 9-11　先天因素致病的分类、原因与常见疾病

分类	原因	常见疾病
遗传性疾病	生殖细胞或受精卵的遗传物质染色体和基因发生突变或畸变所引起的疾病	出血性疾病（血友病）、癫狂痫（精神分裂症、癫痫）、消渴（糖尿病）、多指（趾）症、眩晕和中风（高血压病）、色盲、近视、过敏性疾病
	机体的抵抗力降低，或代谢的调节发生某种缺陷，或体质或反应性发生改变，易于罹患某些其他的疾病	如糖尿病患者的后代，可能发生痛风或肥胖病

分类	原因	常见疾病
先天性疾病	先天性畸形	心悸(先天性心脏病)、原发性闭经(先天性无子宫、无卵巢等)、唇裂

【案例解析】

患者因跌打损伤至筋伤骨折而发病，导致右髋部屈曲内收，活动受限。右膝踝、足部活动均可，右下肢感觉正常，说明未合并坐骨神经损伤。舌暗红，苔白，脉弦涩，为气滞血瘀之征象。

【知识考核区】

1.外伤可能由以下哪些因素引起（　　）。

A.枪弹、金刃伤　　　　　　　　B.跌打损伤、持重努伤

C.烧烫伤、冻伤　　　　　　　　D.虫兽伤

E.以上皆是

2.以下哪项不是寄生虫的致病特点（　　）。

A.腹痛、食欲不佳、面黄形瘦　　B.烦躁、抽搐、恐水

C.厥逆、腹胀不通、呕吐　　　　D.肛门、会阴瘙痒

E.嗜食异物

答案：1.E　　2.B

小　结

1.外感性致病因素

① 六淫各自的性质与致病特点。

② 疠气的致病特点、形成和疫病流行的因素。

2.内伤性致病因素

七情内伤、饮食失宜、劳逸失度的概念与致病特点。

3.病理产物类致病因素

痰饮水湿、瘀血、结石的形成与致病特点。

4.其他病因

外伤、寄生虫、先天因素的概念与致病特点。

第十周
病　机
(Pathogenesis)

一、发病

【案例导入】

《素问·阴阳应象大论》曰："冬伤于寒，春必温病。春伤于风，夏生飧泄。夏伤于暑，秋必痎疟。秋伤于湿，冬生咳嗽。"

疾病是如何发生的？属于哪种发病类型？

【学习目标】

掌握发病的原理。

了解影响发病的因素和发病的类型。

【概念简述】

什么是疾病？

疾病指在一定致病因素作用下，人体稳定有序的生命活动遭到破坏，出现阴阳失调、形质损伤或功能障碍，表现为一系列临床症状和体征的生命过程。

什么叫发病？

发病是指疾病的发生过程，即机体处于病邪的损害和正气抗损害之间的矛盾斗争过程。

【重点难点分析】

1. 疾病发生的原因

一是机体自身的功能紊乱和代谢失调；二是外在致病因素对机体的损害和影响。二者在发病过程中相互影响。

2. 发病的原理

（1）正气不足是发病的内在根据

① 正气：是一身之气相对邪气时的称谓，是指人体正常的功能及其所产生的各种维护健康的能力，包括自我调节能力、适应环境能力、抗邪防病能力和康复自愈能力。包括阴气和阳气。

a.阴气：有凉润、宁静、抑制、沉降等作用，抵抗阳邪的侵袭，并能抑制阳邪，阻止阳热病证的发展和祛除阳邪以使病情向愈。

b.阳气：有温煦、推动、兴奋、升发等功能，并能制约阴邪，阻止阴寒病证的传变和祛除阴邪以使之康复。

"正气存内，邪不可干，邪之所凑，其气必虚。"

② 正气的防御作用：正气具有抵御外邪入侵、祛邪外出、防止内生之邪产生、修复调节的能力。因此，正气不足时疾病比较容易发生。

（2）邪气是发病的重要条件　多数疾病的发生都有邪气的参与。邪气对身体的影响：①导致功能失调；②造成脏腑经络的形质损伤；③导致机体康复能力下降；④甚至改变体质类型。

（3）影响发病的环境因素

外环境——指与人类生存密切相关的自然环境与社会环境，主要包括气候变化、地域因素、生活工作环境等。

内环境——指人体内部的差异性，是由脏腑经络、形体官窍等组织结构和精气血津液等生命物质及其功能活动所形成的体内状态。包括以下几种。

a.体质因素：决定发病倾向、决定对某种病邪的易感性、决定某些疾病发生的证候类型。

b.情志因素：情志刺激可以直接发病，也可以诱发疾病。所谓"恬淡虚无，真气从之，精神内守，病安从来"。

c.营养状况：包括营养不良、营养过剩。

d.锻炼状况：包括过度安逸、过度锻炼。

3. 发病类型

（1）感邪即发　又称为卒发、顿发。指感邪后立即发病，发病迅速之意。

（2）徐发　指感邪后缓慢发病，又称为缓发。

（3）伏而后发　指感受邪气后，病邪在机体内潜伏一段时间，或在诱因的作用下，过时而发病。

（4）继发　指在原发病的基础上继而发生新的疾病。

（5）复发　是指疾病初愈或疾病的缓解阶段，在某些诱因的作用下，引起疾病再度发作或反复发作的一种发病形式。引起复发的机制为余邪未尽，正气未复，且同时有诱因的作用。

【案例解析】

案例中的疾病，是受到外部邪气的侵扰而导致，同时也存在体内正气的不足。发病类型上属于伏而后发，感受邪气后，病邪在机体内潜伏了一段时间，到了其他季节，受到其他因素的诱导而发作。

【知识考核区】

1. 正气强弱主要取决于（　　　）。

A. 气候因素　　　　　　　　　B. 地域因素

C. 饮食习惯　　　　　　　　　D. 生活与工作环境

E. 体质与精神状态

2. 中医认识发病原理，主要从以下哪个角度来认识（　　　）。

A. 正邪相搏　　　　　　　　　B. 阴阳失调

C. 饮食失调　　　　　　　　　D. 气血失常

E. 脏腑功能失调

3. 疾病发生的内在根据是（　　　）。

A. 邪气强盛　　　　　　　　　B. 正气不足

C. 邪胜正负　　　　　　　　　D. 正虚邪不胜

E. 正胜邪衰

4. 疾病发生的重要条件是（　　　）。

A. 邪气　　　　　　　　　　B. 正气

C. 地域因素　　　　　　　　D. 饮食习惯

E. 生活和工作环境

5. 疾病复发的首要条件是（　　　）。

A. 新感病邪　　　　　　　　B. 过于劳累

C. 正虚未复　　　　　　　　D. 邪未尽除

E. 饮食不慎

答案：1. E　　2. A　　3. B　　4. A　　5. D

二、基本病机

【案例导入】

《素问·至真要大论》曰："审察病机，无失气宜"，"谨守病机，各司其属"。

什么是病机？了解病机有什么用？病机又有哪些规律需要掌握？

【学习目标】

掌握病机的基本概念；正邪盛衰与虚实变化和疾病发展转归的关系；阴阳偏胜、阴阳偏衰、阴阳互损、阴阳格拒、阴阳亡失的病机。

熟悉气血失常的具体病机和气血关系失调的病机。

了解津液不足、津液代谢障碍的病机。

【概念简述】

什么是病机？

病机，顾名思义，指的是疾病发生、发展与变化的机制。早在《素问》中，就出现了病机一词，它是揭示疾病的本质和疾病发展变化的一般规律的理论基础。病机学说内容丰富，涉及局部、系统和全身病理变化的各个层次。包括揭示各种疾病共同演变规律的基本病机；脏腑、经络等某一系统的病机；某一类疾病的系统病机，如六经病机、三焦病机等。还有关于疾病和证候的病机，属于临床范畴，不做介绍。

什么是基本病机？

基本病机，是指身体受致病因素侵袭、影响所产生的基本的病理反应，是病机变化的一般规律。尽管疾病的种类繁多，临床表现千变万化，但是致病因素作用于人体，我们身体的正气一定会被激发与邪气抗争，从而发生一系列正邪抗争的盛衰变化，这样就会破坏本来的阴阳平衡和气血津液的协调，甚至让脏腑和经络的功能失调。这种共同的病机演变规律就是基本病机，主要包括正邪盛衰、阴阳失调、气血津液失常等病机变化的基本规律。

【重点难点分析】

1. 正邪盛衰

正邪盛衰指的是疾病发展过程中身体的正气与病邪相互斗争所发生的盛衰变化，两者斗争的结果决定了是否会发病，也决定了疾病的虚实变化和预后、转归。正邪盛衰的主要类型及其特点见表 10-1。

表 10-1　正邪盛衰的主要类型及其特点

类型		特点
正邪盛衰与虚实变化(透过现象看本质)	以实为主	邪气亢盛，正气未衰，正邪的斗争十分激烈，主要矛盾是邪气太盛导致的剧烈的病理反应
	以虚为主	正气亏虚，无能力与邪气斗争，病理反应弱，主要矛盾是正气衰弱
	虚实错杂	临床上最多见的情况，往往患者的正邪盛衰表现得不会很明显，这时就需要仔细辨别：实中夹虚(邪气盛为主，兼有正气虚弱)、虚中夹实(正气虚为主，兼有邪气亢盛)、表虚里实、表实里虚、上实下虚、上虚下实等
	虚实真假	多数情况下，身体的表现与疾病的虚实是一致的，但是也有不一致的时候，比如真虚假实(虚是本质，实为表象，例如因为正气过于虚弱，运化食物的能力下降，会出现腹胀满、腹痛的假实表现)或真实假虚(实是本质，虚为表象，例如热邪蕴结，阻滞经络，导致气血不能调达于外，会出现萎靡、倦怠的假虚表现)

类型		特点
正邪盛衰与疾病转归	正胜邪退	身体本身的正气旺盛,或者得到正确治疗,正气最终战胜邪气,身体完全康复
	邪胜正衰	邪气十分亢盛,正气虚弱无法与之对抗,疾病恶化,严重的甚至导致死亡
	邪去正虚	邪气已经被祛除,不过正气也因为损耗变得虚弱,有待恢复
	正邪相持	正邪双方势均力敌,或激烈斗争,病理反应明显,或双方都不强势,疾病迁延不愈
	正虚邪恋	斗争后正气虚弱,但邪气没有完全祛除,疾病缠绵难愈,有转化成慢性病的趋势
	邪去正气不复	多见于急性病,邪气虽然退却,但是已经给身体造成了难以恢复的损伤

2. 阴阳失调

阴阳失调,一方面指的是身体在疾病发展的过程中,由于各种致病因素的影响,阴阳双方失去相对平衡的状态;另一方面,也可以看作脏腑、经络、气血、营卫等相互关系失调的概括。阴阳失调的主要类型及其成因和特点见表 10-2。图 10-1～图 10-4 为阴阳失调部分类型的示意。

表 10-2　阴阳失调的主要类型及其成因和特点

类型		成因	特点
阴阳偏盛("邪气盛则实")	阳偏盛	感受温邪、阳邪,或者外感邪气入里从阳化热	阳邪亢盛,阴液未虚(症见壮热、心烦、神昏、面红目赤、渴欲冷饮、尿黄便干、舌红苔黄等)
	阴偏盛	感受寒湿阴邪,过食生冷,寒邪阻滞或者阳虚体质而导致寒邪郁积体内	阴邪亢盛,阳气未虚(症见面白肢冷、脘腹冷痛、大便溏泻、舌淡苔白腻等)
阴阳偏衰("精气夺则虚")	阳偏衰(阳虚则寒)	先天不足,或者身体调养不当、饮食不良,或者因为劳累、疾病损伤阳气	阳气虚则不能制约阴气,阴气相对偏盛(症见畏寒肢冷、面色㿠白、口淡不渴、精神不振、舌淡脉弱等)

类型		成因	特点
阴阳偏衰 ("精气夺 则虚")	阴偏衰 (阴虚则热)	先天不足,或者外感热邪 或内生的五志化火或饮食 不当损伤了阴气	阴虚不能制约阳气,阳气相 对旺盛(症见潮热盗汗、心烦失 眠、口干舌燥等)
阴阳互损 (阴阳互根 互用的理 论,多表现 在肾)	阴损及阳	"无阴则阳无以化"	在阴液亏损的基础上发展为 阴阳两虚,治病的根本还是在 于阴虚
	阳损及阴	"无阳者阴无以生"	阳虚的基础上发展为阴阳两 虚,治病的根本仍在于阳虚
阴阳格拒	阴盛格阳 (含戴阳)	阴寒在体内十分强盛,将 阳气逼迫到体表,从而阴阳 不能相互维系 戴阳:阴阳上下格拒,下 身虚寒,阳气浮在上身	内真寒(症见四肢厥冷、精神 不振、下利清谷、小便清长),外 假热(症见身热面红)
	阳盛格阴	邪热旺盛导致阳气郁积 在体内,不能到达四肢,所 以阴阳不能相互维系	内真热(症见壮热面红、声高 气粗、渴喜冷饮、小便短赤),外 假寒(症见面色苍白、四肢厥 冷、脉象沉伏)
阴阳亡失	亡阳	由于邪气太盛,或原本阳 虚又过度消耗,或错误的 汗、吐、下法治疗导致阳气 大量脱失	可见神情淡漠、面色苍白、四 肢厥冷甚至昏迷、大汗、脉微欲 绝等危重症状
	亡阴	由于热邪强盛或者病久 大量煎灼阴液,或大汗、大 吐、大泻导致阴液大量丢失	可见大汗不止、汗液黏稠、烦 躁不安、气喘口渴、身体干瘪、 皮肤皱褶、眼眶凹陷等身体衰 竭表现

3. 气血失常

气血失常指在疾病发展过程中,由于正邪的争斗,导致气血不足或者运行失常或气血关系的变化。气血失常的主要类型及其成因和特点见表 10-3。

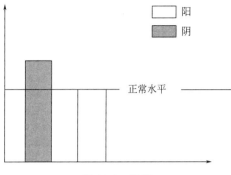

图 10-1　阴盛

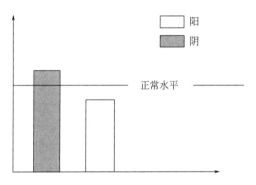

图 10-2　阳虚阴盛

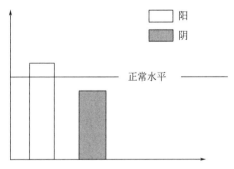

图 10-3　阴虚阳亢

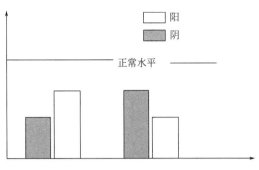

图 10-4　阴阳互损

表 10-3　气血失常的主要类型及其成因和特点

类型		成因	特点
气失常	气虚	先天不足，或者脾肺肾亏虚导致生成不足，或者由于劳累、病久消耗太多	元气损耗，脏腑功能普遍衰退，抵抗病邪能力也降低。表现为精神疲乏、气短懒言、自汗恶风、容易感冒等
	气滞	情志抑郁，或者外邪侵犯，或者内生痰、湿、食积、瘀血，导致气机被阻	气机郁滞而不通畅，闷胀的感觉强于疼痛，气能够运行就会缓解症状。气滞会出现胀满、瘀血、痰饮等表现
	气逆	情志内伤、饮食冷热不适、外邪侵犯或者体内痰湿壅滞导致	气机升降失常，脏腑之气上逆。肺气上逆，发为咳嗽上气；胃气上逆，发为嗳气、呕吐、恶心、呃逆；肝气上逆，发为血随气逆，或为咯血、吐血，甚至昏厥
	气陷	多由气虚发展而来。身体原本虚弱、年老体弱或者病久损耗导致严重气虚，升举无力而下陷	气虚基础上出现升举无力而下陷的症状，以内脏下垂为多
	气闭	情志刺激、肝失疏泄、外邪闭阻、痰浊壅滞或者剧烈的疼痛，导致气机外出受阻而气闭	气郁闭于内，出现猝然昏倒、不省人事、牙关紧闭、四肢不温、呼吸困难、面色青紫等表现
	气脱	邪气亢盛或长期消耗、气虚到极点或大汗、大泻、大出血而致气随津、血脱失	气大量外脱，导致全身功能突然衰竭。可见面色苍白、汗出不止、目闭口开、全身瘫软、二便失禁、脉微欲绝等危重表现

类型		成因	特点
血失常	血虚	失血过多、脾胃虚弱、营养不足而生成太少或者病久消耗过多	血液不足(量),血的濡养功能(质)减退。表现为面色不华,唇、甲色淡无华,头目眩晕,心悸怔忡,神疲乏力,形体瘦怯,或手足麻木,关节屈伸不利,或两目干涩,视物昏花等
	血瘀	气虚、气滞无力推动,血热煎熬血中津液,血寒而凝滞,外伤均能导致血瘀	血液运行迟缓或瘀滞不畅,主要表现为瘀血。症见局部刺痛拒按,有肿块固定不移,出血血色紫暗,面、唇、指甲青紫,舌质紫暗等
	血迫	外感热邪,或情志在体内化为火邪,或者外邪在体内久留转化为热	血液被迫运行加速,灼伤经脉。表现为面红舌赤,经期提前,心烦失眠多梦甚至神志昏迷
	出血	外感阳邪,或气虚不能控制血液,或脉络受损伤而血液溢出	包括咯血、吐血、衄血、便血、尿血、瘀斑等
气血关系失调	气滞血瘀	由于气机阻滞不畅,血液循环障碍而致血瘀	表现为胸胁胀满疼痛、有瘀斑、咳喘、心悸、胸痹、唇舌青紫等
	气虚血瘀	由于气虚推动血行无力而血行不畅甚至瘀阻不行	心气不足,行血无力,表现为惊悸怔忡、喘促、水肿等症状。年高体弱之人可出现身体瘫软不用,甚至萎缩、半身不遂
	气不摄血	由于气虚不足,统摄血液的生理功能减弱,血不在经脉内运行,溢出脉外而导致各种出血	出血与气虚的表现之和
	气随血脱	大量出血的同时,气随血液的突然流失而脱散,形成气血并脱的危重病理状态	表现为精神萎靡、眩晕或晕厥、大汗淋漓、四肢厥冷或有抽搐,或有口干、脉芤或微细等
	气血两虚	由于久病耗伤,气虚和血虚同时存在	表现为面色淡白或萎黄,少气懒言,乏力,心悸、失眠,肌肤干燥,肢体麻木甚则痿废不用等

4. 津液代谢失调

津液代谢失调指津液的生成、输布和排泄障碍。津液的正常代谢离不开肺、脾、肾、肝、三焦、膀胱等多个脏腑的密切配合，也离不开气的升降出入的运动和气化功能活动的正常。津液代谢失调的主要类型及其成因和特点见表10-4。

表 10-4　津液代谢失调的主要类型及其成因和特点

类型		成因	特点
津液不足		热盛伤津 津液丢失过多 生成不足 慢性病耗损	身形瘦弱,毛发枯槁,手足震颤,肌肉、眼睛瞤动,舌光红无苔或少苔
津液代谢障碍		外感、情志内伤或饮食导致肺、脾、肾、膀胱、三焦功能失常,从而出现津液代谢障碍	湿浊困阻:胸闷、脘痞、呕恶、纳呆、腹胀、便溏、苔腻、脉濡缓或濡滑等症状
			痰饮凝聚:饮停于胃肠、四肢、胸胁、胸膈,分别形成"痰饮""悬饮""溢饮""支饮"
			水液贮留:心悸、心痛、胸满咳嗽,腹水鼓胀、脘腹胀满、纳化呆滞、肢体沉重
津液与气血	津停气阻	痰、饮、水、湿停留脏腑经络,阻滞气机	在肺:胸满咳嗽,喘促不能平卧
			在心:心悸、心痛
			在四肢:四肢浮肿,肢沉困胀痛
			在中焦:头昏困倦,腹胀,纳呆,恶心
	气随津脱	汗、吐、下等津液大量亡失,气失去依附	气和津严重脱失,表现为口渴欲饮水,尿少而黄、大便干结、疲乏无力、少气懒言
	津枯血燥	津液亏损,血液失去濡养,血燥生风	虚热内生:心烦、鼻咽干燥、口渴喜饮,消瘦,尿少
			血燥生风:皮肤干燥、瘙痒,落屑
	津亏血瘀	津液耗损,血液瘀滞不畅	津液不足的表现与血瘀表现之和
	血瘀水停	血脉瘀阻而导致津液输布障碍	心阳虚而血脉瘀阻:心悸、气喘、口唇爪甲青紫、胁下痞块、舌有瘀斑
			水湿停聚:下肢、面目浮肿

【案例解析】

病机的概念已经在上文中提到，了解和掌握病机对运用中医知识诊断、治疗疾病有十分重要的意义。其中正邪盛衰与虚实变化和疾病发展转归的规律应当重点掌握。

【知识考核区】

1. 在下列形成"阳偏胜"的病机中，最主要的是（　　）。

A. 感受阳邪，从阳化热

B. 情志内伤，五志过极化火

C. 气郁化火

D. 瘀热在里

E. 痰食积滞，郁而化热

2. 在下列阴阳失调病机中，最易出现虚阳外越的是（　　）。

A. 阴损及阳　　　　　　　　B. 阳损及阴

C. 阴盛格阳　　　　　　　　D. 阳盛格阴

E. 阴虚阳亢

3. 患者持续高热，突然出现面色苍白、四肢厥冷、脉微欲绝，其病机应是（　　）。

A. 重阳必阴　　　　　　　　B. 寒极生热

C. 阳胜则热，从阴化寒　　　D. 阳损及阴

E. 阳长阴消

4.《黄帝内经》所说"大怒则形气绝，而血菀于上，使人薄厥"的病机，是指（　　）。

A. 气不摄血　　　　　　　　B. 气机逆乱

C. 血随气脱　　　　　　　　D. 血随气逆

E. 血随气结

5. 形成血虚病机的原因，下列哪项是不确切的（　　）。

A. 失血过多，血脉空虚　　　B. 脾虚气弱，生化无源

C. 房劳过度而耗伤　　　　　D. 久病不愈，慢性消耗

E. 思虑无穷而暗耗

答案：1. A　　2. C　　3. A　　4. D　　5. C

三、脏腑病机

【案例导入】

《素问》曰："诸风掉眩，皆属于肝；诸寒收引，皆属于肾；诸气膹郁，皆属于肺；诸湿肿满，皆属于脾；诸热瞀瘛，皆属于火；诸痛痒疮，皆属于心……"

上文为《素问》中病机十九条的节选，其中提到了五脏的异常表现，如何根据五脏异常改变进行疾病诊疗？

【学习目标】

掌握脏腑病机的分析方法。

【概念简述】

什么是脏腑病机？

脏腑病机指在疾病发生、发展、变化中，脏腑的正常生理功能发生异常改变的机制，尤其以其中的五脏病机最为重要和常用。

【重点难点分析】

1. 五脏病机

五脏病机，指五脏的阴阳和气血失调的病理状态。

五脏的生理特点不同，病理改变十分复杂，气血阴阳的动态失调是致病的基础，但对气、血、阴、阳有各自不同的侧重点，发生病变时，其表现会有一定差异。

五脏常见的病机分类、成因、特征与临床表现见表 10-5。

表 10-5　五脏病机分类、成因、特征与临床表现

五脏	常见病机分类	形成原因	特征与临床表现
心	心气不足	生成不足：肺、脾气虚 消耗太过：久病失养、年高、脏气衰弱、汗吐下太过	气虚表现：乏力、少气懒言 血脉失去充养：心悸、气短、神形疲惫

五脏	常见病机分类	形成原因	特征与临床表现
心	心火亢盛	邪热内扰 痰火内郁 五志化火	热入血脉:身热面赤,舌尖红绛,脉数,吐血、衄血、口舌糜烂,小便短赤 热扰心神:心中烦热,失眠,甚至神识不清、狂躁谵语
	心阳不振	消耗太过:心气虚日久,阴寒邪气,久病耗伤	形寒肢冷等阳虚表现;血脉缺少温养而心悸、心胸闷痛;精神萎靡,反应迟钝
	心阴不足	阴液不足:心失所养,肝肾阴虚,久病体虚,思虑过度 虚热内扰:温热火邪,情志不畅	心阴虚内热伤津:低热、盗汗、口舌干燥、脉细数 虚火扰神:心烦、失眠、多梦
	心血不足	生成不足:劳伤心脾 消耗太过:失血过多、久病失养、年高、脏气衰弱	面白无华、舌淡、心悸、心神不安、失眠多梦、健忘、脉细无力等表现
	心脉瘀阻	心气虚、心阳不足 气滞、寒凝、痰阻	血瘀表现:面唇爪甲紫暗、疼痛 血脉阻滞:心悸、胸闷 心神失常:紧张、惊恐
肺	肺气不足	久病、劳伤、脾虚、汗出太过	气虚:呼吸气短,语音低微,劳累加剧 卫外不固:自汗、反复感冒 津液不化:咳嗽、痰饮、水肿
	肺气不宣	外邪	呼吸不畅:鼻塞、流涕、咳喘、胸闷 卫阳被郁:无汗、发热、恶寒、自汗、盗汗
	肺失肃降	外邪、痰浊、肝火犯肺、肺阴亏虚、肺气不足	气机壅滞,水道不通:咳逆上气、痰多喘满 腑气不通:便秘 咳逆上气:胸胁胀满

五脏	常见病机分类	形成原因	特征与临床表现
肺	肺阴不足	燥热、痰火、五志化火伤阴,久病耗伤	虚火内生:五心烦热,潮热盗汗,颧红 肺津不足:口、咽、鼻干燥,干咳少痰 热伤血络:咳嗽、痰中带血
肝	肝气郁结	情志失调、病久不愈	气机不畅:局部胀痛、善太息、嗳气、情志异常、梅核气、瘿瘤、鼓胀 肝脾不和:纳差、腹胀、月经失调 肝藏血功能失调:血不养心、心神不宁、失眠
	肝火上炎	肝郁日久 大怒暴怒 他脏之火及肝	肝火上攻头面:头胀头痛,面红目赤,耳暴鸣或暴聋,薄厥 灼伤脉络:咯血、吐血 情志异常:急躁易怒
	肝阴不足	情志不遂,热病后期化火伤阴 肾阴不足,水不涵木	虚热内扰:五心烦热,潮热颧红,口燥咽干 头目、经脉失养:头目眩晕,两目干涩,胁肋隐痛
	肝阳上亢	情志不舒,化火伤阴 肾阴不足,水不涵木	气血随阳气冲逆于上:头胀痛,眩晕耳鸣,面部潮红,急躁易怒 阴血亏竭于下:腰膝酸软,五心烦热
	肝血亏虚	脾胃虚弱,化生不足 失血、久病耗伤	血虚:头晕,面白舌淡,月经量少或闭经 肝失濡养:两目干涩,爪甲不荣,肢体麻木,屈伸不利 化燥生风:皮肤瘙痒、痉挛肉瞤

五脏	常见病机分类	形成原因	特征与临床表现
脾	脾气虚	饮食不节 先天不足 劳思过度 年老体虚	运化失常：食少纳呆，口淡无味；气血亏虚 升举无力：头目眩晕，腹胀便溏；内脏下垂，久泄脱肛 统摄失司：出血
	脾阳虚	脾气虚日久，肾阳不足 过食生冷、寒凉	内生寒气：喜温喜按，大便稀溏，形寒肢冷 运化失常：饮食减少，腹胀腹痛 水饮内停：痰饮、水肿、白带清稀量多
肾	肾精亏虚	先天禀赋不足、老年精亏、久病耗损、房劳耗伤	生长发育迟缓：小儿五迟、五软 生殖功能减退：早衰，男子阳痿、滑泄、精少不育，女子经闭不孕 肾失濡养：智力减退，骨质疏松，耳鸣耳聋，腰膝酸软
	肾气不固	肾气虚衰，封藏失职，年高体弱，房事过度，先天禀赋不足	肾失封藏：二便失约，冲任、精关不固，胎元不固 肾不纳气：呼多吸少，动辄气喘
	肾阳不足	素体阳虚、久病伤阳、房劳过度	腰膝酸冷，形寒肢冷，小便清长，大便稀溏，阳痿早泄，性欲减退，不孕不育；水肿，腰以下为甚，小便短少
	肾阴虚损	热病，过服温燥，五志之火伤阴，久病、失血，房事过度	阴液精血亏少：腰膝酸软，形体消瘦，眩晕耳鸣，少寐健忘，或女子经少、经闭 阴虚火旺：五心烦热，潮热，盗汗，颧红，骨蒸，性欲亢进，遗精，虚烦少寐，舌红少苔，脉细数

2. 六腑病机

六腑"以通为用，以降为顺"，是传化水谷、排泄糟粕的重要器官。因此，六腑的病变，多由于气机失调，影响水谷和水液的代谢而导致。六腑病机类型及常见表现见表10-6。

表 10-6　六腑病机类型及常见表现

六腑	病机类型	常见表现
胆	胆汁分泌排泄障碍	与肝失疏泄密切相关，会导致黄疸、口苦（胆气上逆）、胁痛（肝胆气机不通畅）、寒热往来（肝胆气郁、营卫不调、正邪交争）
	胆气虚	胆小怕事、多疑、决断能力减弱
胃	胃气虚损	消化能力降低，出现纳呆食少、脘腹胀满，甚至嗳气呃逆、恶心呕吐
	胃寒内盛	纳呆食少、完谷不化、呕吐清水、脘腹疼痛得温会缓解
	胃热炽盛	胃中嘈杂、消谷善饥、口渴、大便秘结，甚至恶心、呕吐酸水、口臭、牙龈肿痛、衄血甚至呕血
	胃阴亏虚	恶心、干呕、口舌糜烂
小肠	小肠清浊不分	水谷混杂、清浊不分，引发泄泻
	小肠实热	小便黄赤、灼热疼痛、口舌糜烂
大肠	大肠实热	便秘（传导不利）或热泻（传导太过）
	大肠湿热	便溏不爽、里急后重、痔疮
	大肠虚寒	久泻不止、完谷不化、大便失禁
	大肠阴亏	大便干结、便秘
膀胱	膀胱湿热	尿频、尿急、尿痛
	气化不利	排尿困难甚至无尿（邪气盛阻滞膀胱）、遗尿、小便失禁（肾虚，膀胱固摄失调）
三焦	其实是对全身气机、气化、水液代谢的概括	

3. 奇恒之腑病机

功能活动与五脏六腑生理功能密切相关，病机互相影响。奇恒之腑病机变化与表现见表 10-7。

表 10-7　奇恒之腑病机变化与表现

奇恒之腑	概述	病机变化与表现
脑	脑为髓海,诸阳之会	肾精亏虚,机体阳虚,或气、血、津液、水谷精微濡养不足,均可导致人的精神、意识、思维活动,眼、耳、口、鼻、舌的感觉,语言表达、肢体活动等脑的功能失调
髓	髓居骨中,髓能养骨	先天不足,或者后天营养不良,或者病邪在体内过久,导致髓和骨功能失调,表现为"五迟""五软"等发育迟缓现象,也会形成骨关节痹痛、变形
脉	脉为血之府,气血运行的通道	脉道不通畅,会导致气滞血瘀,出现局部疼痛、肿胀、麻木,甚至萎缩、坏死;若脾虚不能统摄血液,会出现各种出血现象
女子胞	精、带、胎、产	气血亏虚,寒湿、湿热下注,会导致其功能失调,表现为经期混乱、带下异常、不孕不育等
精室	男子性功能、生殖功能	先天不足、房劳过度会导致功能异常,表现为阳痿、早泄、不孕不育等

【案例解析】

通过以上的讲述,我们了解了各个脏腑发生疾病时的不同表现。在临床上,我们则要根据患者的症状、表现反过来推断是属于哪个脏腑的异常。

在藏象一章,我们知道了中医理论中藏象的重要意义。因此,掌握脏腑的病机,对治疗疾病有非常重要的指导意义。

【知识考核区】

1.面见青色,脉为弦脉的是 (　　)。

A.肝病　　　　B.心病　　　　C.脾病　　　　D.肺病

E.肾病

2.以下属于肝火上炎的表现是 (　　)。

A. 口舌生疮　　B. 目赤肿痛　　C. 齿龈肿痛　　D. 腰膝酸软

E. 鼻塞

3. 湿浊内生主要是由于哪个脏腑功能异常（　　）。

A. 肝　　　　B. 心　　　　C. 脾　　　　D. 肺

E. 肾

4. 五脏中最常见血虚的是哪两个（　　）。

A. 心、肝　　B. 心、脾　　C. 脾、肾　　D. 肝、肾

E. 心、肺

答案：1. A　　2. B　　3. C　　4. A

四、经络病机

【案例导入】

《灵枢·经脉》曰："气盛则身以前皆热，其有余于胃，则消谷善饥，溺色黄。气不足，则身以前皆寒栗，胃中寒则胀满。"

《经脉篇》中所说的胃，自然是指足阳明胃经，而不是六腑中的胃。可以看到，从经脉理论的角度，也对身体疾病做出了一些解释。那么，经络与疾病发展变化有着怎样的关系呢？

【学习目标】

熟悉经络病机的含义、主要类型。

【概念简述】

什么是经络病机？

经络病机指致病因素直接或间接作用于经络系统而引起的变化。

【重点难点分析】

经络这一人体特殊的网络系统，其病机变化主要表现在经脉气血的运行失调方面，同时，也与其所络属的脏腑病机有密切联系。

经络气血运行失常的类型主要有以下几种。

（1）经络气血偏盛/偏衰　一方面，影响与其络属的脏腑、组织、器官的功能；另一方面，影响对肢体、皮肉的滋养。

① 偏盛：脏腑功能亢进，如各种阳亢、热的表现。

② 偏衰：脏腑功能减弱，如脏腑病机中各种虚证；身体不能得到充分滋养，出现麻木、疼痛、拘急、痿废。

（2）经络气血逆乱　经气的升降逆乱与经络气血的逆乱互相影响、互为因果，可引起厥逆、络属脏腑功能失常、出血。

① 经气逆乱：阴阳之气不能交接而厥逆，出现突然昏倒、眩晕等。

② 脏腑功能紊乱：如影响到胃则引起呕吐/泄泻。

③ 气血上逆：发生出血（咯血、吐血、衄血）。

（3）经络气血运行不畅　经气不利导致气血不畅，一方面影响络属脏腑和经络循行部位的功能，另一方面导致经络的气血瘀滞，例如，肝经经气不利，导致胁痛、瘿瘤、梅核气、乳房结块等经络气血瘀滞主要表现为瘀血。

（4）经络气血衰竭　随着经气的衰败，气血也逐渐衰竭，生命濒危。经络循行部位、所属脏腑均不相同，不同经络气血衰竭的表现也不一样；十二经经气相通，一个衰竭，也会引起其他经络衰竭。观察经络气血的变化，可用来判断疾病的预后。

【案例解析】

经络是体内运行气血的通道，经络病机的主要内容与这一功能密不可分。这一功能的异常，直接影响了疾病的发展变化方向。同时，经络与脏腑相联系，结合脏腑病机的内容，会更容易理解。

【知识考核区】

1. 心血不足导致血脉瘀阻，经络病机上属于（　　　）。

A. 经络气血偏盛　　　　　　　B. 经络气血偏衰

C. 经络气血衰竭　　　　　　　D. 经络气血不畅

E. 经络气血逆乱

2. 肺阴不足而咯血，经络病机上来说属于（　　　）。

A. 经络气血偏盛　　　　　　　B. 经络气血偏衰

C. 经络气血衰竭　　　　　　　D. 经络气血不畅

E. 经络气血逆乱

答案：1. D 2. E

五、疾病的传变与转归

【案例导入】

《素问·阴阳应象大论》曰："邪风之至，疾如风雨，故善治者治皮毛，其次治肌肤，其次治筋脉，其次治六腑，其次治五脏。治五脏者半死半生也。"

这段论述中，讲述了治疗疾病的层次，逐层深入。可以看出，病邪侵入人体后，并不是一成不变的，那么，它会发生怎样的改变？是否有规律可以遵循？

【学习目标】

掌握影响疾病传变与转归的因素、疾病传变与转归的形式。

【概念简述】

什么是传变与转归？

传：病情沿着一定的趋势发展。

变：病情在某些特殊情况下发生性质转变。

转归：疾病后期的变化状态和结局。

【重点难点分析】

1. 影响疾病传变与转归的因素

疾病的传变与转归，是身体内外各因素共同作用的结果。

（1）外环境因素　指自然环境与社会环境，包括气候、地理环境、病毒邪气等（见表10-8）。

表10-8　外环境因素

气候	不同的节气对病邪的形成、传播和机体的反应产生不同的影响。一般来说，阳热病证，病情在春夏加重，而在秋冬减轻；阴寒病证则恰恰相反。顺应季节的变化进行治疗，可以事半功倍
地理环境	地理环境与气候关系密切，共同影响人体和病邪双方。一般来说，住处地势高而干燥，得病热重于湿，且容易转化为热邪、燥邪，损伤机体阴液；住处地势低而湿气重，得病湿重于热，容易转化为寒湿，损伤机体阳气

病毒邪气	感受六邪的不同,疾病的变化也不同。例如,火、风、暑邪传变较快,湿邪病程缠绵,变化较慢,容易转化为寒湿或湿热,使疾病复杂;由于体质不同,即使感受相同的病邪,转化的方向也未必相同(寒热、燥湿、虚实等)

（2）内环境因素　包括先天禀赋、体质、精神状态等。

① 先天禀赋主要对人后天体质的形成起着关键作用。

② 体质对疾病传变转归的作用主要表现在：一方面，影响体内正气的强弱，从而影响疾病传变的速度和预后。体质强盛，不容易感受病邪，一旦感受发病较急，但传变很少；对抗病邪能力强，预后较好。体质虚弱，则正好相反。另一方面，会影响病邪转化的方向，体质阳盛的，疾病容易转化为实热或虚热，体质阴盛的，疾病容易转化为寒实或虚寒。

③ 不良的精神状态，会加重、恶化疾病，甚至导致患者死亡。积极的精神状态，对身体的康复有很大帮助。

（3）治疗　正确的治疗有助于康复，错误的治疗则会导致疾病恶化，预后不良。

2. 疾病传变与转归的形式

（1）传变的形式　包括病位传变、病性转化（见表 10-9、表 10-10）。

表 10-9　病位传变

病位传变	表里病位传变	六经传变:外邪沿着六经由表入里传变
		卫气营血传变:由卫传气,由气传营,由营传血,逐渐深入
		三焦传变:按上、中、下焦的顺序顺传,由上焦传入心为逆传
	内伤杂病的传变形式	经络之间传变:经络之间经气相通
		经络与脏腑之间传变:由经络传到脏腑,或由脏腑传到经络
		脏腑之间传变:脏与脏、腑与腑、脏与腑之间的传变
	形脏内外传变	外邪通过形体向内传到相应脏腑,或脏腑病变影响相应的形体(相应关系见相关章节)

表 10-10　病性转化

病性转化	寒热转化	由寒化热:原本属寒的病邪转化为热(体质因素)
		由热化寒:原本属热的病邪转化为寒(体质因素或治疗不当损伤阳气)(寒热之间的转化并不是一成不变,治疗疾病时应细心观察,随着疾病性质的变化改变相应的治疗方法)
	虚实转化	由实转虚:原本邪气盛为主的疾病,正气渐渐虚弱,转化为正气虚为主
		由虚转实:原本正气虚为主的疾病,邪气渐渐强盛,变成虚实夹杂的疾病

（2）转归的形式　正邪之间的争斗状况，决定了疾病最终的走向。一般来说，正气胜则疾病痊愈，邪气胜则疾病恶化，甚至走向死亡。其主要类型如下。

① 痊愈：身体完全康复，恢复正常，阴阳气血重新平衡。

② 减轻或消失：脏腑、经络等受到的损伤渐渐修复，气血津液的损耗也慢慢恢复，但还没有达到生病之前的水平。

③ 死亡：阴阳离决，生命活动断绝。

a.生理性死亡：因为衰老，正常死亡。

b.病理性死亡：疾病恶化导致。

c.意外死亡：外伤、中毒等意外损伤。

④ 缠绵：正邪不相上下，势均力敌，多为疾病后期，转化为慢性病。

⑤ 后遗：疾病的病理过程结束，症状消失，身体基本恢复。但是造成的损伤不可逆转，留下后遗症。

⑥ 复发：即将痊愈或已经痊愈的疾病又再次发作。体内病邪没有完全祛除，某种情况下重新发作。

【案例解析】

案例论述了外感病邪由表入里传变的规律。病邪侵入人体后可能会发生病位和病性改变，并且有着相应的病变规律，掌握并遵循上述病邪的传变规律，对于诊治疾病十分重要。

【知识考核区】

1. 疾病有哪些传变形式（　　）。

A. 病位传变　　　　　　　B. 病性转化

C. 死亡　　　　　　　　　D. 复发

E. 都不是

2. 患者身体基本恢复，主要症状消失，但仍遗留部分损伤不能逆转，这种情况属于（　　）。

A. 痊愈　　　　　　　　　B. 后遗

C. 减轻　　　　　　　　　D. 复发

E. 都不对

答案：1. AB　　2. B

小　结

1. 发病

发病的原理；影响发病的因素；发病的类型。

2. 基本病机

病机的概念；正邪盛衰与疾病发展转归的关系；阴阳失调病机的类型及表现；气血失常、津液代谢失调病机的主要类型与表现。

3. 脏腑病机

学习根据患者的临床表现分析脏腑出现的问题；五脏病机的类型、表现；六腑、奇恒之腑病机的类型。

4. 经络病机

经络病机的概念；经络病机的主要类型。

5. 疾病的传变与转归

影响疾病传变与转归的因素；传变与转归的形式。

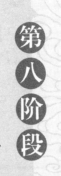

第八阶段

预防养生　防病之法

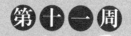

第十一周
预　防
（Prevention）

一、未病先防

【案例导入】

《素问·四气调神大论》曰："圣人不治已病治未病，不治已乱治未乱……夫病已成而后药之，乱已成而后治之，譬犹渴而穿井，斗而铸锥，不亦晚乎。"强调了"防患于未然"。

这句话阐述了什么中医治疗理论？

【学习目标】

掌握未病先防的含义和方法。

【概念简述】

什么是未病先防？

未病先防，就是在疾病未发生之前，采取各种预防措施，以防止疾病发生。由于正气不足是疾病发生的内在根据，邪气侵犯是疾病发生的重要条件，因此未病先防必须注重邪正双方的盛衰变化（见图 11-1）。

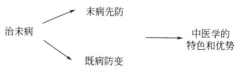

图 11-1　中医学的预防观念

【重点难点分析】

如何治未病?

1. 调养正气, 提高机体抗病能力

人体正气的强弱与抗病能力密切相关。正气充足, 精气血阴阳旺盛, 脏腑功能健全, 则机体抗病力强; 正气不足, 气血阴阳亏乏, 脏腑功能低下, 则机体抗病力弱。所以调养正气是提高抗病能力的关键。

(1) 重视精神调养　人的精神情志活动与脏腑功能、气血运行等有着密切的关系。心情舒畅, 精神愉快, 则气机调畅, 气血和平, 脏腑功能旺盛, 抗病能力增强, 对于预防疾病的发生有积极的意义。突然、强烈、长期的精神刺激, 超过了人体的正常调节, 则可使人体气机逆乱, 气血阴阳失调, 脏腑功能紊乱。

(2) 注意饮食起居　保持身体健康、精力充沛, 生活就要有一定的规律性, 做到饮食有节、起居有常、劳逸适度等, 如在饮食方面要注意饥饱适宜、五味调和、切忌偏食, 讲究卫生, 并控制肥甘厚味的摄入, 以免损伤脾胃, 导致气血生化乏源, 抗病能力下降。

(3) 加强身体锻炼　运动是健康之本, 经常锻炼身体, 能够促使经脉通利, 血液畅行, 增强体质, 从而防病祛病, 延年益寿。如汉代医家华佗创造的"五禽戏"健身运动 (即模仿虎、鹿、熊、猿、鸟五种动物的动作来锻炼身体), 后世的太极拳、八段锦等多种健身方法, 不仅能提高脏腑经络的调控能力, 增强体质, 预防疾病的发生, 而且对多种慢性病有一定的治疗作用。

此外, 调养正气还可采用人工免疫的方法, 如施行人痘接种法以预防天花。

2. 防止病邪侵害

邪气是导致疾病发生的重要条件, 故未病先防除了要调养正气、提高免疫力外, 还要注意避免各种邪气的侵害。如使用药物杀灭病邪, 包括燃烧烟熏法等, 讲究卫生, 做到居处清洁、空气流通, 这样就可以避免六淫等的侵害, 从而阻止疾病的发生。

上文《素问·四气调神大论》这句话提出了"治未病"的思想，阐明了"治未病"的重要性。"治未病"包含两个方面：一是未病先防，二是既病防变。它对养生保健、防病治病有着重要的指导作用，数千年来一直有效地指导了中医学的防治实践。

【知识考核区】

1. 如何提高人体的正气（　　）。

A. 加强身体锻炼　　　　　　　B. 饮食有节

C. 不酗酒　　　　　　　　　　D. 保持良好的睡眠习惯

E. 以上均是

2. 关于注意饮食起居下列哪项正确（　　）。

A. 饥饱适宜　　　　　　　　　B. 五味调和

C. 切忌偏食　　　　　　　　　D. 讲究卫生

E. 控制肥甘厚味的摄入

答案：1. E　　　2. ABCDE

二、既病防变

【案例导入】

《素问·阴阳应象大论》："故邪风之至，疾如风雨，故善治者治皮毛，其次治肌肤，其次治筋脉，其次治六腑，其次治五脏。治五脏者，半死半生也。"

结合以上几句话说明既病防变的重要性。

【学习目标】

掌握既病防变的含义和方法。

熟悉传变途径。

【概念简述】

什么是既病防变?

既病防变是指如果疾病已经发生，则应争取早期诊断、早期治疗，及时控制疾病的传变，防止病情的进一步发展，以达到早日治愈疾病的目的（见图11-2）。

既病防变 {
定义：疾病之后，早期诊治，控制传变
目的：早日治愈
方法 { 早期诊治
截断病传 }
}

图 11-2　既病防变

【重点难点分析】

1. 早期诊治

邪正斗争贯穿于疾病的终始。疾病发展和演变有一个过程，往往是由表入里，由浅入深，逐步加重，因此必须抓住时机，尽早控制病情。如外感病初期，邪气尚未深入，脏腑气血未伤，正气未衰，病情轻浅，传变较少，诊治越早，疗效越好。

2. 控制病传

（1）截断病传途径　疾病的传变是有一定的规律和途径的。外感热病的传变遵循六经传变、卫气营血传变和三焦传变（图11-3、图11-4）。内伤杂病的传变则包括脏腑之间的生克制化传变［与五行生克制化规律密切相关（图11-5）］、经络之间的传变等。根据疾病的传变规律，及时采取适当的防止措施，截断其传变途径，是阻止病情发展的有效方法。

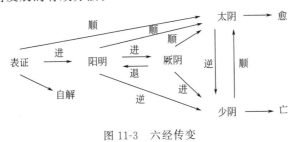

图 11-3　六经传变

（2）先安未受邪之地　如《金匮要略·脏腑经络先后病脉证》："见肝之病，知肝传脾，当先实脾。"即指临床上治疗肝病时，可配

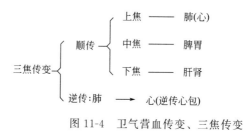

图 11-4 卫气营血传变、三焦传变

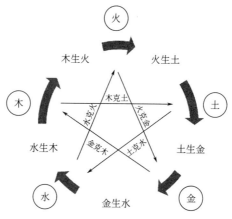

图 11-5 五行生克制化规律

合健脾和胃之法，使脾气旺盛而不致受邪。又如在温热病的发展过程中，由于热为阳郁，最易化燥伤阴，故热邪常常先损伤中焦胃阴，继而克伐下焦肾阴。针对这一传变规律，在胃阴受损时，应于甘寒养胃的方药中，适当加入一些咸寒滋肾之品，以固护肾阴，防止温邪的深入传变。

【案例解析】

上文《素问·阴阳应象大论》这句话表示疾病多为邪风致病，

进展迅速，邪在皮毛时就应该积极治疗，若邪由表入里、由轻转重，则病情难治，预后不佳。故应早期诊治，早期治疗，以防止疾病的传变。

【知识考核区】

1."见肝之病，知肝传脾，当先实脾。"这句话反映了什么中医理论（   ）。

A. 先表后里   B. 表里同治

C. 先里后表   D. 既病防变

E. 以上均非

2. 外感热病的传变遵循包括（   ）。

A. 六经传变   B. 卫气营血传变

C. 三焦传变   D. 脏腑之间的生克制化传变

E. 表里出入

答案：1. D 2. ABC

三、瘥后防复

【案例导入】

患者林某，患肾病综合征，经过大剂量激素以及细胞毒性药物治疗后病情好转，蛋白尿转阴。本应遵医嘱继续治疗半年，患者因认为疾病已基本康复而自行停药 3 个月，后病情反复。

上述案例违背了什么样的中医预防理念?

【学习目标】

掌握瘥后防复的含义。

【概念简述】

什么是瘥后防复?

瘥后防复即病后防复，古称"差后防复"，是指疾病刚痊愈，正处于恢复期，但正气尚未复元，为防止调养不当、旧病复发或滋生其他病者，事先采取的防治措施；或指疾病症状虽已消失，因治疗不彻底，病根未除，潜伏于体内，受某种因素诱发，使旧病复发所采取的防治措施，巩固疗效，预防复发。

【重点难点分析】

张介宾指出："复着，病复作。"在人患大病之后，脾胃之气未复，正气尚虚者，除慎防过劳以外，常以补虚调理为主。如果余邪未尽而复发者，应以祛邪为主；或根据正气之强弱，二者兼顾之。如在外感热病治愈后，因劳累过度等，易引起旧病复发，出现虚烦、发热、嗜睡等，应当采取预防措施，清除病根，消除诱因，以防止疾病的进一步发展。如急性痢疾，常因治疗不彻底，以致经常反复发作。临证时，应当注意廓清余邪，即在身热、腹痛、里急后重等症状消失后，根据病情，继续服用一个时期的清热利湿之剂，以防复发。

【案例解析】

上述病案患者经过治疗后，病情好转，但患者未遵医嘱，停药后病情复发，违背了中医预防理念中的"瘥后防复"，疾病恢复期防止疾病复发是"治未病"的中心思想之一。

【知识考核区】

1. 瘥后防复的定义是（　　）。

A. 是指疾病刚痊愈，正处于恢复期，但正气尚未复元，为防止调养不当、旧病复发或滋生其他病者，事先采取的防治措施

B. 指如果疾病已经发生，则应争取早期诊断、早期治疗，及时控制疾病的传变，防止病情的进一步发展，以达到早日治愈疾病的目的

C. 在疾病未发生之前，采取各种预防措施，以防止疾病发生

D. 调养正气，提高机体抗病能力

E. 以上均非

2. 下列哪项不是瘥后防复之法（　　）。

A. 正气尚虚者，慎防过劳，补虚调理

B. 余邪未尽者，廓清余邪

C. 根据正气强弱，补虚与祛邪兼顾

D. 清除病根，消除诱因

E. 停服药物，以待正气恢复

答案：1. A　　2. E

小　结

1. 未病先防

调养正气；防止病邪侵害。

2. 既病防变

早期诊治；控制病传。

3. 瘥后防复

瘥后防复指疾病刚痊愈，正处于恢复期，但正气尚未复元，为防止调养不当、旧病复发或滋生其他病者，而事先采取的防治措施。

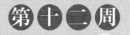

第十二周

治　则
（Principle of Treatment）

一、正治反治

【案例导入】

《素问·至真要大论》曰："逆者正治，从者反治，从少从多，观其事也。"张介宾注曰："以寒治热，以热治寒，逆其病者，谓之正治。以寒治寒，以热治热，从其病者，谓之反治。"

通过这两句话如何来理解正治反治？

【学习目标】

掌握正治反治的含义和方法。

【概念简述】

什么是正治反治？

正治又称逆治，反治又称从治。《素问·至真要大论》说："逆者正治，从者反治。"正治与反治，是从所采用的药物的寒热性质、补泻效用与疾病的本质、现象之间的逆从关系而提出的两种治法。

【重点难点分析】

如何正治反治？

1.常见的正治方法

正治：正，有常规之意。正治是指治疗用药的性质、作用趋向逆病证表象而治的一种常用治则。

（1）寒者热之　寒性病证出现寒象，用温热性质的方药进行治疗，就称为"寒者热之"。如表寒证用辛温解表法，里寒证用辛热散寒法等。

（2）热者寒之　热性病证出现热象，用寒凉性质的方药进行治疗，就称为"热者寒之"。如表热证用辛凉解表法，里热证用苦寒清热法等。

（3）虚则补之　虚损病证出现虚候，用补益功用的方药来治疗，称为"虚则补之"，即以补药疗虚证。如阳气虚衰运用扶阳益气的方药，阴血不足采用滋阴养血的方药等。

（4）实则泻之　邪实病证出现实证的征象，采用攻邪泻实的方药来治疗，称为"实则泻之"，即以祛邪泻实药疗实证。如食滞采用消食导滞的方药，瘀血病证采用活血化瘀的方药，痰湿病证采用祛痰祛湿的方药，里实证采用泻下攻里的方药，火热毒盛采用清热解毒的方药等。

2. 常见的反治方法

反治：反，与"正"相对，具有变异、非常规之意。反治是指顺从疾病外在表现的假象性质而治的一种治疗法则。

（1）寒因寒用　指用寒凉性质的药物来治疗具有假寒征象的病证，又称以寒治寒。它适用于真热假寒证。例如，在热厥证中，阳热内盛，热邪深伏于里，常表现出壮热、烦渴饮冷、小便短赤、舌质绛等里热征象；同时，由于里热极盛，阻遏阳气不能外达，因而同时外见若干假寒之象，如手足厥冷、脉沉等。此证为阳盛格阴所致的真热假寒证。以寒治寒，即是针对其热盛的本质而治。

（2）热因热用　指用温热性质的药物治疗具有假热征象的病证，又称以热治热。它适用于真寒假热证。如格阳证，既存在阴寒内盛的临床表现，如下利清谷、四肢厥逆、脉微欲绝等，病证本质属阳衰阴寒，但同时又见身热不恶寒、口渴面赤、脉大等阳气浮越于外的假热症状，应用温热的方药顺从假热属性治其真寒，待里寒一散，阳气得复，假热自然消失。

（3）塞因塞用　用补益的方药治疗具有闭塞不通症状之虚性证候的治法，即以补开塞法。它适用于真虚假实证。一般实邪内阻时，往往会出现闭塞不通的症状，但在人体气血津液不足、脏腑功能低下时，也会出现因虚而闭塞不通的现象，如脾气虚运化无力，可出现脘腹胀满；肠腑阴液不足，可导致便秘等。这些病证本质皆为虚，所以运用"塞因塞用"的反治法，分别给予补气健脾、滋阴润肠以及充养精血等补益方法治疗，闭塞不通的症状便能缓解。

（4）通因通用　用通利祛邪的方药治疗具有通泄症状之实性证候的治法，即以通治通法。一般气虚无力固摄时，往往会出现通利的症状，但当实邪阻滞、气化失司时，也可出现通泄下利的现象，如饮食积滞引起的腹泻、瘀血内停出现的崩漏、膀胱湿热导致的尿频等。这些病证的本质皆为实，故运用"通因通用"的反治法，分别给予消导泻下、活血化瘀和清利湿热等祛邪的方法治疗，通泄的症状即会痊愈。

总之，正治与反治，在所用药物性质与病证表象性质上存在着相逆与相从的差异，但对疾病的本质而言，二者都是逆其病证性质而治的法则，均属于治病求本。临床上大多数疾病的本质与其征象的属性是相一致的，故正治法是最常用的一种治疗法则。如大便不通的治法，有里实导致的大便不通，须用攻下通便之法，此为正治法；相反，因里虚，胃肠功能衰弱引起的大便不通，则用补法，此为反治法。

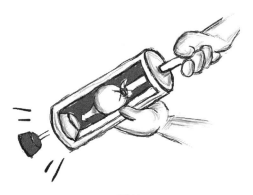

正治法

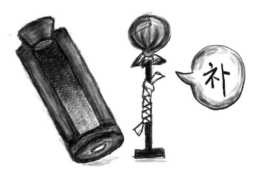

反治法

【案例解析】

上文中讲述了正治与反治的原则，"逆者正治"是指治疗用药的性质、作用趋向逆病证表象而治，"从者反治"是指顺从疾病外在表现的假象性质而治。正治反治是《黄帝内经》治法理论的重要组成部分。传统中医的诊断主要是司外揣内，由于疾病的外在症状表现并不一定和疾病的本质相符，而"治病必求于本"，因此治法也就不一定和疾病的症状相符，从而治有逆从之分，也即正治与反治。

【知识考核区】

1.因脾虚运化无力而导致的脘腹胀满，治疗应选用的治法（　　）。

1. 通因通用　　　　　　　　B. 寒因寒用

C. 热因热用　　　　　　　　D. 塞因塞用

E. 实者泻之

2. 治疗瘀血内停所致的崩漏，应选用的治法是（　　）。

A. 收涩止血法　　　　　　　B. 塞因塞用法

C. 益气摄血法　　　　　　　D. 通因通用法

E. 温补肝肾法

3. 下列各项，不适宜使用"塞因塞用"的是（　　）。

A. 脾虚腹胀   B. 气虚便秘

C. 肾虚小便不利   D. 血枯经闭

E. 气郁腹满

答案：1. D   2. D   3. E

二、标本先后

【案例导入】

《素问·生气通天论》："夫自古通天者，生之本，本于阴阳。"《素问·汤液醪醴论》："病为本，工为标，标本不得，邪气不服。"《素问·标本病传论》："先热而后生病者治其本，先病而后泻者治其本，先泄而后病者治其标。"

如何理解标本先后？

【学习目标】

掌握标本先后的含义和方法。

【概念简述】

什么是标本先后？

标与本是一个相对的概念，常用来说明疾病过程中的各种矛盾关系。标本具有多种含义，若以疾病的本质与现象而言，本质为本，现象为标；以发病的先后而言，先发之病为本，后发之病为标；以病因与症状而言，病因为本，症状为标等。标本先后治则在临床上的运用，是强调了从复杂多变的病证中，分清其标本缓急，然后确定治疗上的先后次序。

【重点难点分析】

如何处理标本先后？

"标本"一词，从其字义而言，"标"就好比树的枝末，"本"就好比树的根底。标本在临床上具有多种含义。

1. 急则治标

急则治标是指疾病或标症甚急，有可能危及患者生命或影响对本病治疗时所采用的一种治疗原则。由于此时的标病或标症已成为疾病过程中某一阶段矛盾的主要方面，也往往是疾病的关键所在，因此先治其标也是治本的必要前提。例如，大出血的患者，若短时间内出血量很多，甚至危及生命时，无论属于什么原因导致的出血，都应采取紧急措施以止血，待血止病情缓解后，再根据其出血的病因病机予以治本。

2. 缓则治本

缓则治本是指标病或标症缓而不急时所采用的一种治疗原则。这是在治病求本原则指导下常用的治则。如肺阴虚所致的咳嗽，肺阴虚为本，咳嗽为标，治疗用滋阴润肺的方法，肺阴充足，则咳嗽亦随之而愈。

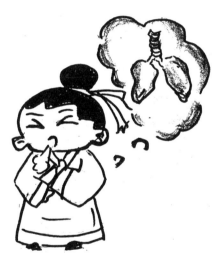

肺阴虚所致咳嗽

3. 标本兼治

标本兼治是指标病与本病错杂并重时采取的一种治疗原则。此时单治本不治其标，或单治标不治其本，都不能适应治疗病证的要求，故必须标本兼顾为同治，才能取得较好的治疗效果。如阳热内盛，阴液亏损，出现腹满痛而便结，若单用清热泻下以治标，则进一步伤正；若仅用滋阴生津以治本，则热邪又不得祛除，只有采用

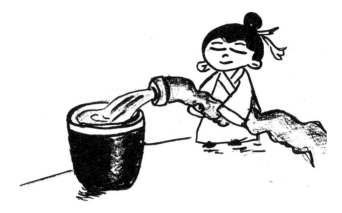

滋补肺阴

滋阴与泻下并举的标本兼治治法，才能使正盛邪退而病愈。

【案例解析】

上文中《黄帝内经》认为天地自然为自然界万物生杀变化之本，精为身之本。第三句中的意思是由于热而生他病，或因病而生泻，或因泻而生病者，应治其所因之本。这里的标本除了包含原因和结果的含义外，还包含了矛盾的主次关系。本即指主要矛盾，即事物内部起主要作用的矛盾。标即次要矛盾，即处于从属地位的矛盾。抓住主要矛盾，就是抓住了解决问题的关键，所以要善于抓主要矛盾。

【知识考核区】

1. 适用"急则治标"治则的情况的是 （　　）。

A. 阴虚咳嗽　　　　　　　　B. 持续低温

C. 大小便不通　　　　　　　D. 慢性胃痛

E. 下肢水肿

2. 素体气虚，抗病力低下，反复感冒，治之以益气解表，以标本先后缓急治之，属于下面哪一项 （　　）。

A. 急则治其标　　　　　　　B. 本急则先治其本

C. 缓则治其本　　　　　　　　D. 本缓则治其标

E. 标本兼治

3. 就病变过程中矛盾主次关系而言，其标本之划分，下列何项表述为错（　　　）。

A. 正气为本，邪气为标

B. 病因为标，症状为本

C. 先病为本，后病为标

D. 原发病为本，继发病为标

E. 脏腑病为本，肌表经络病为标

答案：1. C　　2. E　　3. B

三、扶正祛邪

【案例导入】

《素问·遗篇·刺法论》有言"正气存内，邪不可干"，正气盛，导致疾病的邪气就干扰不了你。《素问·评热病论》指出："邪之所凑，其气必虚。"张景岳提出："气之在人，和则为正气，不和则为邪气，凡表里虚实……故百病生于气。"

通过这几句话如何理解扶正祛邪？

【学习目标】

掌握扶正祛邪的含义和方法。

【概念简述】

什么是扶正祛邪？

扶正，是扶助机体的正气，增强体质，提高机体抗邪、抗病能力的一种治疗原则。主要适用于虚证，即所谓"虚则补之"。多用补虚方法，如益气、滋阴、养血、温阳，以及脏腑补法等，另外还包括针灸、推拿、气功、食养、精神调摄、体育锻炼等。

祛邪，是祛除邪气，排除或削弱病邪侵袭和损害的一种治疗原则。主要适用于实证，即所谓"实则泻之"。多用泻实之法，如发汗、涌吐、攻下、清热、利湿、消导、祛痰、活血化瘀等。

【重点难点分析】

如何扶正祛邪?

扶正与祛邪虽是两种不同的治则,但二者之间又是相互为用、相辅相成的。扶正的目的在于增强正气,正气充盛,机体抗御病邪和祛除病邪的能力就会提高,这样更有利于祛邪;而祛邪的目的在于祛除邪气,减少和中止邪气对正气的损害和干扰,这样更有利于正气的恢复。因此,扶正即可以祛邪,祛邪有助于扶正。

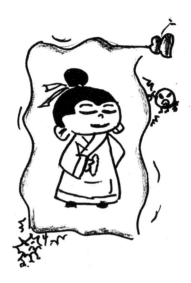

扶正

1. 扶正与祛邪单独使用(适用于单纯的虚证或实证)

扶正适用于纯虚证、真虚假实证,以及正虚邪不盛等以正虚为主要矛盾的病证。祛邪适用于纯实证、真实假虚证,以及邪盛正不衰等以邪盛为主要矛盾的病证。具体运用时要掌握用药的量度。补阳太过可增内热,滋阴太过可腻膈伤中,补气太过可致气滞,攻下涌吐太过必伤脾胃等。药量之轻重,按病情需要适度给予。

2. 扶正与祛邪兼用(适用于正虚邪盛的虚实错杂证)

(1)扶正兼祛邪　即扶正为主,兼顾祛邪。适用于正虚为主、邪盛为次的虚实错杂证，如肾阳虚弱而水饮内停，治宜温补肾阳为主，兼利水湿之邪。

（2）祛邪兼扶正　即祛邪为主，兼顾扶正。适用于邪盛为主、正虚为次的虚实错杂证，如夏季暑热之邪伤津耗气，治宜清热祛暑为主，兼以生津益气。

扶正与祛邪兼用时，必须以"扶正不致留邪、祛邪不致伤正"为原则。

3. 扶正与祛邪的先后使用（适用于正虚邪盛，但不适宜扶正与祛邪兼用的虚实错杂证）

（1）先祛邪后扶正　可用于两种情况：邪盛为主，兼扶正反会助邪，或虽有正虚但尚能攻者；正虚不甚，邪势方张，或微实微虚者。此时可先行祛邪，邪气速去则正亦易复。如瘀血所致的崩漏证，瘀血不去，则崩漏难止，故应先活血祛瘀，然后补血。

（2）先扶正后祛邪　通常也有两种情况：正虚为主，机体不能耐受攻伐；病情甚虚甚实，而病邪胶固不易扩散者。此时，可先扶正补虚，正气尚能耐受攻伐时再予以祛邪，则不致有正气虚脱之虑。如某些虫积患者因正气太虚，不宜驱虫，应先健脾以扶正，使正气得到一定的恢复再驱虫。

正邪斗争的消长盛衰决定着疾病的发生发展变化及其转归。邪胜于正则病进，正胜于邪则病退。扶正祛邪，可使疾病向好转、痊愈的方向转归。

【案例解析】

疾病发生的机制较为复杂，归根到底，就是人体的正常生理活动，出现某种程度的障碍，人体的阴阳失调、脏腑紊乱，再者就是致病因素对人体的影响；然而疾病的发生，起主要作用的仍是人体正气不足。也就是上文中所说的"邪之所凑，其气必虚"。从现代医学的观点来看，正气内虚，机体免疫功能降低，则呼吸、消化、循环、代谢、神经、内分泌等系统的功能紊乱，从而发生一系列的病理变化。因此欲使"邪不可干"，应保持精神活动的正常状态，从而维持脏腑气血功能的正常运行和阴阳平衡。

1.患者正虚邪实而正气不耐攻伐，此时应采取的治则（　　）。

A.扶正 　　　　　　　　　　B.祛邪

C.扶正祛邪兼用 　　　　　　D.先祛邪后扶正

E.先扶正后祛邪

2.下列哪项不属于扶正治则指导下确定的治法（　　）。

A.发汗 　　　　　　　　　　B.滋阴

C.养血 　　　　　　　　　　D.益气

E.扶阳

3.属祛邪的治法是（　　）。

A.发汗 　　　　　　　　　　B.阳病治阴

C.阴病治阳 　　　　　　　　D.扶阳以制阴

E.壮水之主

答案：1.E　　　2.A　　　3.A

四、调整阴阳

【案例导入】

《素问·至真要大论》说："调气之方，必别阴阳"，"谨察阴阳所在而调之，以平为期"。

通过这句话如何理解调整阴阳？

【学习目标】

掌握调整阴阳的含义和方法。

【概念简述】

什么是调整阴阳？

调整阴阳是指调整阴阳的偏盛偏衰，以恢复阴阳相对平衡的治疗原则。《素问·至真要大论》说："谨察阴阳所在而调之，以平为期。"在具体运用时，又要以扶正祛邪治则为指导，一方面补益人体阴阳之偏衰，另一方面祛除阴阳偏盛之邪气，从而达到阴阳平衡，使疾病痊愈的目的。阴与阳在世间万物中是处于对立面的，但是它们也互相依存、互为根本。阴中有阳，阳中有阴，冲气以为和。所以阴阳平衡是治疗疾病的最终目标。

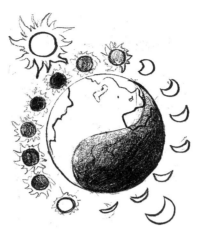

阴阳平衡

【重点难点分析】

如何调整阴阳？

1. 损其有余

损其有余，又称祛其偏盛，是针对阴阳偏盛病理变化所制定的治疗原则。阴阳偏盛是指阴邪或阳邪的亢盛，所谓"邪气盛则实"，故临床上表现为实证，当采用"实则泻之"的原则以损其有余。如阳偏盛而阴相对未虚的实热证，则"热者寒之"，采用清泻阳热的方法治疗。阴偏盛阳相对未虚的实寒证，则"寒者热之"，采用温散阴寒的方法治疗。

2. 补其不足

补其不足，又称补其偏衰，是指阴或阳偏衰不足的病证，当用"虚则补之"法来治疗。

（1）阴阳互制的补虚方法

① 滋阴以制阳：对阴虚无以制阳而阳亢的虚热证，用滋阴的方法以制约阳亢，又称为"阳病治阴"（《素问·至真要大论》王冰

注"壮水之主，以制阳光"）。

② 扶阳以制阴：对阳虚无以制阴而阴盛的虚寒证，用扶阳的方法以消退阴盛，又称为"阴病治阳"（《素问·至真要大论》王冰注"益火之源，以消阴翳"）。

（2）阴阳互济的补虚方法　治疗阳偏衰时，在扶阳剂中适当佐用滋阴药，使"阳得阴助而生化无穷"，称为"阴中求阳"。治疗阴偏衰时，在滋阴剂中适当佐用扶阳药，使"阴得阳升而泉源不竭"，称为"阳中求阴"。

3. 损益兼用

在阴阳偏盛的病变中，常会引起对方的偏衰，因而在治疗中应损其有余，兼顾其不足。如阴盛则阳病，则宜在温散阴寒的同时佐以扶阳；阳盛则阴病，则宜在清泻阳热的同时佐以滋阴。

【案例解析】

上文中主要阐述了阴阳调和，阴阳平衡是治病的准则。"一阴一阳谓之道，偏阴偏阳谓之疾"，人体要维持正常的生命活动，则有赖于体内阴阳两个方面保持相对的平衡协调关系。因为人体的生命活动是以物质为基础的，没有阴精就无以产生阳气，而没有阳气的功能活动，就无以不断化生阴精。一阴一阳相互配合，相互协调，维持相对平衡，人体生命活动就正常而有规律，疾病顺此就不会发生。如果体内阴阳失调，原来相对平衡的关系被打破，出现阴阳偏盛偏衰的局面，此时，生命活动的规律紊乱，机体就会发生疾病。

【知识考核区】

1. 阴阳偏衰的治疗，下列哪项原则最中肯（　　　）。

A. 调整阴阳　　　　　　　　B. 损益兼用

C. 补其不足　　　　　　　　D. 滋阴清热

E. 损其有余

2. "壮水之主，以制阳光"是指（　　　）。

A. 以阳中求阴的方法调整阴阳偏衰

B. 以阴中求阳的方法调整阴阳偏衰

C. 泻热之法，调整阳的偏盛

D. 以补阴之法，治疗阴虚阳亢之证

E. 以补阳之法，治疗阴虚阳亢之证

答案：1. C　　2. D

五、三因制宜

【案例导入】

《大戴礼记·易本命第八十一》云："坚土之人肥，虚土之人大，沙土之人细，息土之人美，耗土之人丑。"

这句话阐述了什么治则？

【学习目标】

掌握三因制宜的含义和方法。

【概念简述】

什么是三因制宜？

三因制宜即因人、因时、因地制宜，是指治疗疾病时，要根据人、时令、地理等具体情况，制订适宜的治疗方法。疾病的发生发展变化是由多方面因素所决定的，人的年龄、性别、体质，时令气候变化，以及地理环境差异等，对病变都有一定的影响。因此，临床治疗时，除应掌握治疗疾病的一般规律外，还应知常达变。

【重点难点分析】

如何三因制宜？

1. 因人制宜

因人制宜是根据患者的年龄、性别、体质等不同特点，来制订适宜的治法、选用适宜的方药。

人的年龄不同，生理状况和气血盈亏有别，病理变化各异，故治疗用药也应有所区别。特别是小儿和老人，尤当注意用药的宜忌。小儿生机旺盛，但气血未充，脏腑娇嫩，肌肤疏薄，易被邪侵。发生病变之后，病情变化较快，常有易寒易热、易虚易实的特点。因此治疗时既要少用补益，亦应忌投峻攻之剂，用药量宜轻，疗程多宜短。老人生机减退，气血阴阳亏虚，脏腑功能衰弱。发生病变后多为虚证或虚实夹杂证。所以治疗时要注意扶正，缓而图之；如需攻逐祛邪，也要慎重考虑，用药量应比青壮年少，并中病即止，防止攻邪过度而伤正。

男女生理、病理各有特点，治疗用药亦各有不同。例如，妇女有经、带、胎、产等疾。月经病应注意调经，带下病应注意祛邪；妊娠期患他病当慎用或禁用峻下、破血、走窜及有毒药物；产后诸疾应审察其是否有恶露不尽或气血亏虚，从而采用适宜的治法与方药。男子有精室疾患及性功能障碍等特有病证，如阳痿、早泄、遗精、滑精等，实证应注意祛邪，虚证当补肾或调补相关的脏腑。

由于先天禀赋与后天调养的影响，人的体质是不相同的，存在着强弱、寒热等多方面的差异，治疗上就有一定的区别，如体质强者，病证多实，能够耐受攻伐，故用药量宜重；体质弱者，病证多虚证或虚实夹杂，不耐受攻伐，故治疗宜补，祛邪则用药量轻。

2. 因时制宜

因时制宜是指根据不同季节的气候特点，来制订适宜的治法、选用适宜的方药。四时气候的变化，对人体生理活动、病理变化都会产生一定影响，所以治疗疾病时必须考虑时令气候的特点，注意治疗的宜忌。如春夏季节，气候由温转热，阳气生发，人体腠理疏松开泄，即使外感风寒，也不宜过用辛温发散之品，以免开泄太过，耗伤气阴；秋冬季节，气候由凉转寒，阴盛阳衰，人体腠理致密，此时若非大热之证，应当慎用寒凉药物，以免寒凉太多损伤阳气。《素问·六元正纪大论》指出："用寒远寒，用凉远凉，用温远温，用热远热，食宜同法。"指出治疗用药或选择食物必须根据四季气候变化加以调整。如"用寒远寒"，即是指运用寒性药物应避开寒凉季节，饮食调摄也应遵循此理。

3. 因地制宜

因地制宜是指根据不同地区的地理环境特点，来制订适宜的治法、选用适宜的方药。不同的地区，由于地势高下、物产差异、气候寒热以及居民饮食习惯不同等因素，导致人的体质和发病后的病理变化不尽相同，因此治疗用药也应有所区别。例如，我国西北地区，地处高原，气候寒冷少雨，病多风寒或凉燥，治疗宜温热或润燥；东南地区，地势低下，气候温暖潮湿，病多温热或湿热，治疗宜清热或化湿。即使出现相同的病证，在具体的治疗用药方面，亦应考虑不同地区的特点。

三因制宜的治则，具体反映出了整体观念和辨证论治的原则性与灵活性，只有全面结合，具体分析，用不同的适宜方法去解决，方能提高诊疗水平。

【**案例解析**】

上文中是阐述了因为土质的不同，人的体质有"肥、大、细、美、丑"的差异。人的体质不同，治病的原则也就因人而异。因人制宜，是指治病时不能孤立地看病证，必须看到人的整体和不同人的特点；因时、因地制宜，则强调了自然环境对人体的影响。因时、因地、因人制宜的治疗法则，充分体现了中医治病的整体观念和辨证论治在实际应用上的原则性和灵活性。只有全面地看问题，具体情况具体分析，善于因时、因地、因人制宜，才能取得较好的治疗效果。

【**知识考核区**】

1. "用寒远寒"属（　　）。

A. 因人制宜　　　　　　　　B. 因地制宜

C. 因病制宜　　　　　　　　D. 因证制宜

E. 因时制宜

2. 何为三因制宜（　　）。

A. 因人制宜　　　　　　　　B. 因时制宜

C. 因地制宜　　　　　　　　D. 因证制宜

E. 因病制宜

答案：1. E　　2. ABC

小　结

1. 正治反治

常见正治反治方法（寒者热之，热者寒之，虚则补之，实者泻之；寒因寒用，热因热用，塞因塞用，通因通用）。

2. 标本先后

急则治标；缓则治本；标本兼治。

3. 扶正祛邪

扶正与祛邪单独使用；扶正与祛邪兼用；扶正与祛邪的先后使用。

4. 调整阴阳

损其有余；补其不足；损益兼用。

5. 三因制宜

因人制宜；因时制宜；因地制宜。

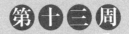

第十三周

养 生
(Health Cultivation)

一、基本概念

【案例导入】

《素问·上古天真论》:"法于阴阳,和于术数,食饮有节,起居有常,不妄作劳,故能形与神俱,而尽终其天年,度百岁乃去。"

通过这句话如何理解什么是养生?

【学习目标】

掌握养生的基本概念。

【概念简述】

什么是养生?

养生,又称道生、摄生、保生等,即保养生命。养生就是采取各种方法保养身体,增强体质,预防疾病,增进健康。中医养生学是以中医理论为指导,研究人类生命的发展规律,探索衰老的机制,寻找增强生命活力以及防病益寿方法的系统理论。

【重点难点分析】

养生的重要意义

1. 增强体质

增强体质是养生的重要内容。体质是个体在生命过程中,在先天遗传和后天获得的基础上表现出的在形态结构、生理功能和心理状态方面综合的、相对稳定的特质。体质壮实者,气血阴阳充足,脏腑功能健全,正气充盛而抗御病邪的能力强;体质虚弱者,气血阴阳不足，脏腑功能低下，正气亏虚而抗御病邪的能力较差。

体质的形成与先天和后天的因素有很大的关系。先天因素取决于父母，父母的体质对后代的体质产生直接的影响。后天因素主要是指人出生后饮食营养、生活起居、劳动锻炼等对体质的稳定、巩固或转变所产生的影响。虽然一般来说体质是比较稳定的，一旦形成不易改变，但并不是指不能改变，是可以通过中医养生调摄的方法进行改善的。尤其是先天禀赋不足的，若后天摄养得当及加强身体锻炼，可促使体质变强，弥补先天不足而获得长寿。

2. 预防疾病

疾病可以削减人体脏腑功能，耗散人体内的精气，缩短人的寿命，对健康的危害是很明显的。由于人类生存在一定的自然环境和社会环境中，自然不可避免地要受到各种致病因素的侵袭，因此如何有效地预防疾病的发生，维护健康，也是养生的意义所在。疾病的发生是因为正气不足和邪气入侵导致的，正气相对不足的话，邪气乘虚入侵，破坏了人体内相对平衡的状态。所以在未发生疾病之前，一方面应当保养正气，如做到精神愉快、饮食合理、起居有常、劳逸适度等，使正气日渐强盛，提高机体抵御病邪的能力。另一方面也要注意病邪的侵入；切忌暴怒、大惊、忧愁过度；不吃不洁净和腐烂有毒的食物等。

3. 延缓衰老

人的一生要经历生、长、壮、老等不同的生命过程，衰老是生命活动不可抗拒的自然规律，但衰老之迟早、寿命之长短，并非人人相同，究其原因，与养生有很大的关系。早衰会使寿命缩短，迟衰就有长寿的可能。早衰这种现象在现代社会中屡见不鲜了。这种早衰的现象，除了先天禀赋差异外，还包括社会因素、自然环境、精神刺激等对人体的不良影响。尽管如此，世上活到百岁的人还是很少，所以如何养生就显得尤为重要。而老人长寿的奥秘，也不外乎是顺应自然界的气候变化，保持乐观开朗的心情，注意饮食和生活起居，适当进行劳动和体育锻炼等。因此在日常生活中做到注意养生保健，就可以延缓衰老，保持健康的身体。

【案例解析】

上文中主要表达的意思是，为了延年益寿，要"法于阴阳，和于术数，食饮有节，起居有常，不妄作劳，故能形与神俱"等，也就是治未病，也就是养生。而现代人生活大部分都是比较紊乱的，没有规律，导致机体出现了很多问题，处在亚健康的状态。所以现代中医更加提倡治未病，采取多种养生保健的方法，来预防疾病的发生。

【知识考核区】

1.中医养生学中的整体观念包括（　　　）。

A.人体结构上功能上的整体性

B.人与自然的整体

C.人与社会的整体性

D.以上均是

E.以上均不是

2.中医认为养生的重要意义是（　　　）。

A.增强体质　　　　　　　　B.预防疾病

C.延缓衰老　　　　　　　　D.青春永驻

E.天人相应

答案：1.D　　2.ABC

二、基本原则

【案例导入】

《灵枢·本神》中指出的："故智者之养生也，必顺四时而适寒暑，和喜怒而安居处，节阴阳而调刚柔，如是则僻邪不至，长生久视。"

这句话阐述了养生的什么观点？

【学习目标】

掌握养生的基本原则。

【概念简述】

什么是养生的基本原则?

《素问·上古天真论》记载:"法于阴阳,和于术数,食饮有节,起居有常,不妄做劳……虚邪贼风,避之有时,恬淡虚无,真气从之,精神内守,病安从来。"前人在长期的养生活动中,不断地研究致病原因与发病条件,研究人体生、长、壮、老、已的生命规律,不断深化对衰老机制的认识,并在预防疾病与延缓衰老的养生实践基础上确立了一系列的养生原则。

【重点难点分析】

养生的基本原则

1. 适应自然规律

人与自然界息息相通,人类生活在自然环境中,大自然是人类生命的源泉,而自然界的各种变化,无论是四时气候、昼夜晨昏的交替,还是日月运行、地理环境的演变等,都会直接或间接地影响人体,产生相应的生理或病理反应,所谓"人与天地相参也,与日月相应也"(《灵枢·岁露论》)。

2. 重视精神调养

(1) 避免不良刺激 要尽量避免外界环境的不良刺激对人体的影响。突然强烈的精神刺激或反复、持续的精神刺激可使人体气机逆乱、气血阴阳失调而发病。因而,要积极保持心情舒畅,创建优美的自然环境。

(2) 提高自我心理调摄能力 过激、过久的情志刺激,超越人的心理调节范围时就会成为致病因素。人们通过养生活动进行自我心理调摄,转移情绪反应,消除其不良刺激,保持良好的心境。

3. 房事有节

男女从青春开始就自然产生性行为的欲望,这是肾中精气充盈的表现。性生活适当,有利于个人健康,同时对民族的繁衍昌盛、社会和家庭的安定和睦都有重要意义。但是,由于性生活消耗肾精,所以必须节制。肾精是人生命活动的原动力,全身阴阳之根,过度消耗，必致亏虚，往往导致性功能减退，全身虚弱，甚至早衰，故肾精要好好保护。

4. 注意形体锻炼

形体的锻炼可促使气血流畅，使肌肉筋骨劲强，脏腑功能健旺，增强体质，调节人的精神活动，促进身心健康。但要注意运动量要适度，做到"形劳而不倦"，才可以做到以动形养生的功效。

5. 谨和五味

（1）饮食的宜忌　饮食与人体健康之间存在着宜与忌、利与害的辩证关系，辨饮食之宜忌是食养的原则之一。一般来说，体质偏热者，进食宜凉而忌温；体质偏寒者，进食宜温而忌寒；平体之人，宜平衡饮食而忌偏食。

（2）平衡膳食　机体对于营养物质的需求则是多方面的，因而，要求食养中膳食的调配要尽量全面、合理，即平衡膳食的原则。平衡膳食可促进机体生长发育，推迟衰老的发生，减少因衰老而招致的多种疾病。

6. 防止病邪侵害

慎避外邪，是养生学中的一条重要原则。一是"虚邪贼风，避之有时"（《素问·上古天真论》），避免六淫之邪。二是要注意"避其毒气"，以防止其致病，如讲究卫生，防止环境、水源污染。

【**案例解析**】

上文中所指的是养生不仅仅是要合理平衡膳食结构，顺应四时变化，还应该注重对心性的调和。人们的精神总是易动，却难以清静，而且极易损耗，而我们所有的活动都依赖于精神的支配，所以清静养神在养生修性中就显得尤为重要。唯有清心静气，才能保持神气、元气的固守和闭藏，正是"静则神藏"之道。以动养形，以静养神，最后达到形神共养的和谐统一状态。

【**知识考核区**】

1.不属于养生原则的是（　　）。

A.适应自然规律　　　　　　　B.房事有节

C. 重视精神调养　　　　　　D. 谨和五味

E. 药膳保健

2. 养生原则中的"谨和五味"包括（　　）。

A. 体质血瘀者，进食活血化瘀之品

B. 体质偏热者，进食宜凉而忌温

C. 体质偏寒者，进食宜温而忌寒

D. 平体之人，宜进平衡饮食而忌偏

E. 体质偏燥者，进食宜润而忌燥

答案：1. E　　2. BCD

三、基本方法

【案例导入】

《素问·四气调神大论》："逆春气，则少阳不生，肝气内变；逆夏气，则太阳不长，心气内洞；逆秋气，则太阴不收，肺气焦满；逆冬气，则少阴不藏，肾气独沉。"

这句话阐述了什么观点？

【学习目标】

掌握养生的基本方法。

【概念简述】

什么是养生的基本方法？

中医养生学的基本方法是指中医通过一些方法来进行养生，其中的方法包括顺时摄养、形神兼养、调养脾肾、传统健身术、推拿和针灸养生等，这些可预防疾病、维护身心健康和延缓衰老。

【重点难点分析】

如何养生？

1. 顺时摄养

顺时摄养，指顺应四时气候、阴阳变化的规律，从精神、起居、饮食、运动诸方面综合调养的养生方法。生活起居应有规律，懂得自然变化规律，适应自然环境的变化。

人与自然息息相通，人类生活在自然环境中，因此人类必须掌握和了解自然环境的特点，顺乎自然界的运动变化来进行护理调摄，与天地阴阳保持协调平衡，使人体内外环境处于和谐的状态，这样才能有益于身心健康。

一年四季有春温、夏热、秋凉、冬寒的变迁，万物随之有春生、夏长、秋收、冬藏的变化，人体阴阳气血的运行也会有相应的改变。根据这一自然规律，中医养生学便提出了"春夏养阳，秋冬养阴"的理论，主张在万物蓬勃生长的春夏季节，要顺应阳气生发的趋势，晚卧早起，多进行户外活动，漫步于空气清新之处，使阳气更加充盛。秋冬季节，气候转凉至寒，风气劲疾，阴气收敛，必须注意防寒保暖，适当调整作息时间，早卧晚起，以避肃杀寒凉之气，使阴精潜藏于内，阳气不致妄泄。这是根据四时气候变化而保健调摄的方法，是天人相应、顺乎自然养生原则的体现。

2. 形神兼养

形乃神之宅，神乃形之主。形体物质是生命的基础，只有形体完备，才能产生正常的精神活动；精神活动是生命的主宰，只有精神调畅，才能促进脏腑生理功能。无神则形无以主，无形则神无以附，形神合一，相辅相成，共同构成人的生命活动。

养形，主要是指摄养人体的内脏、肢体、五官九窍及精气血精液等。大凡调饮食、节劳逸、慎起居、避寒暑、勤锻炼等养生的方法，多属养形的重要内容。如调饮食，应做到谨和五味、粗细结合、荤素搭配、寒热适宜等；慎起居，要注意日常生活有规律，与四季相应而起卧有时，节制房事而保养肾精等。

调神，指调摄人的精神、意识、思维活动等。由于心为五脏六腑之大主，精神之所舍，故调神又必须要以养心为首要任务。主要是要求人们思想上保持安定的状态，不贪欲妄想，不为私念而耗伤正气，同时做到精神愉快，心情舒畅，尽量减少不良的精神刺激和过度的情绪波动。

3. 调养脾肾

中医学认为肾为先天之本，水火之宅，受五脏六腑之精而藏之，是元气、阴精的生发之源，生命活动的调节中心。肾中精气阴阳的盛衰，与人的生长发育以及衰老过程有着直接的关系。肾气充足，则精神健旺，身体健康，寿命延长，肾气衰竭，则精神疲劳，体弱多病。

气血是生命活动最基本的物质基础，五脏六腑、四肢皆赖以营养。脾主运化，为后天之本，气血生化之源，饮食中的精微物质必须依靠脾的吸收和转输，才能化生为气血，营养于周身，维持各脏腑经络等组织器官的功能活动。

4. 传统健身术

我国的健身术如五禽戏、太极拳、易筋经、八段锦、各种气功以及武术运动等，各具特色。以动为主的旨在运动健身，使百脉通畅，气血调和，各系统的功能活跃，从而使机体健壮结实，预防疾病的发生并长寿。以静为主的练"意、气、形"，强调自我身心锻炼，发挥保健抗衰防老的作用。如气功养生，气功，古称"导引""吐纳"等，是通过自身调摄，以练意、练气、练形为要素的自我身心锻炼方法。

5. 推拿和针灸养生

推拿，古称"按跷""跷摩"等，是通过各种手法作用于体表的特定部位，以调节机体的生理、病理状态，达到保健防病的一种方法。针刺是通过针刺手法刺激穴位的特异作用，通过经络系统的感应传导和调节平衡，来达到保健效果。灸法是利用灸火的物理热效应，施用于腧穴部位，以促进气血之运行，起到散寒祛邪、止痛的作用；并能补肾健脾，增强机体抵抗病邪的能力，达到保健的功效。

【案例解析】

上文中主要是指"逆其根，则伐其本，坏其真矣。故阴阳四时者，万物之终始也，死生之本也。逆之则灾害生，从之则苛疾不起，是谓得道"。所以人们必须根据不同季节的气候特点，维持体质平和，促进健康，防止疾病的发生。人体的生理、病理变化，与自然界的阴阳变化有直接的关系，受自然规律的直接影响，所以养生要遵循春生、夏长、秋收、冬藏的规律，顺应四时阴阳的变化和谨防其太过与不及。"故智者之养生也，必顺四时而适寒暑，和喜怒而安居处，节阴阳而调刚柔。如是则僻邪不至，长生久视。"（《灵枢·本神》）

【知识考核区】

1. 下列不属于顺应自然养生的是（　　）。

A. 用寒远寒，用热远热　　　　B. 春夏养阳、秋冬养阴

C. 顺应四时调摄　　　　　　　D. 昼夜晨昏调养

E. 起居有常

2. 下列哪项非中医饮食养生所提倡（　　）。

A. 药膳保健　　　　　　　　　B. 注意饮食卫生

C. 提倡饮食有节　　　　　　　D. 克服饮食偏嗜

E. 强调高营养饮食

答案：1. A　　2. E

小　结

1. 养生的基本概念

道生、摄生、保生、增强体质、预防疾病。

2. 养生的基本原则

自然规律，重视精神调养，房事有节，注意形体锻炼，谨和五味，防止病邪侵害。

3. 养生的基本方法

顺时摄养、形神兼养、调养脾肾、传统健身术、推拿和针灸养生等。

附

第十四周

五运六气

(Five Evolutive Phases and Six Climatic factors)

一、运气学说的基本内容

【案例导入】

《素问·天元纪大论》说："天有五行，御五位，以生寒暑燥湿风，人有五脏，化五气，以生喜怒忧思恐。"《素问·六节脏象论》曰："不知年之所加，气之盛衰，虚实之所起，不可以为工矣。"

上文提示了运气学说的哪些基本内容和意义？

【学习目标】

掌握运气学说的基本内容。

【概念简述】

什么是运气学说？

《医学入门·运气》云："不通五运六气，检尽方书何济？"五运六气，简称"运气"，是我国古代通过阴阳五行学说及干支运算以阐述人与天道-气候-物候之间的关系，并通过研究天时气候变化规律以及天气气候变化对生物（包括人体）影响的一门学说。五运与六气规律性的气化偏性变化，不仅影响着人体后天发病倾向，同时也影响着先天胎孕禀赋。因此，五运六气能够从先天、后天两个层面早期预测预知疾病的发生与发展。然因其高古渊微、奥衍难懂被称为"医门之玄机"，又因为其字字珠玑、言言金石被称为"医籍之至宝"。

【重点难点分析】

1. 五运

运是运动，"五运"是木运、火运、土运、金运、水运的简称，是利用五行相生相克理论，再配合天干地支作为理论工具，来分析每年气候的正常与异常变化，并得出了五种不同类型的气候（风、热、湿、燥、寒）。

（1）主运 主运就是五运分主年和各个季节的岁气，年年如此，固定不变。主运在一年中分五步运行，是以相生次序从木运开始，再火运、土运、金运，最后为水运。

（2）客运 客运，指逐年轮变，十年一周，因变异之时暂而不居，如客之往来。客运以每年的中运（大运、岁运）为基础，中运就是年客运的初运，然后从初运开始再以五行相生的次序定出客运的二运、三运、四运、终运。比如，甲年客运的为初运土运太过，二运为金运不及，三运为水运太过，四运为木运不及，终运为火运太过；己年客运的初运则为土运不及，二运为金运太过，三运为水运不及，四运为木运太过，终运为火运不及。

（3）十干化运 十干化运就是：甲乙属木、丙丁属火、戊己属土、庚辛属金、壬癸属水，用以说明万物生、长、化、收、藏的规律，这是固定不变的。另外，十天干又可以化五运，就是：甲己化土、乙庚化金、丙辛化水、丁壬化木、戊癸化火，用以预测和说明每年不同气候的变化规律。甲己化土就是凡甲年与己年为土运；乙庚化金就是凡乙年和庚年就是金运；丙辛化水就是凡丙年和辛年就是水运；丁壬化木就是逢丁年和壬年就是木运；戊癸化火就是逢戊年和癸年就是火运（见表 14-1）。

表 14-1　十干化运表

天干	甲	乙	丙	丁	戊
	己	庚	辛	壬	癸
五运	土运	金运	水运	木运	火运

（4）太过不及与平气

① 太过不及：太过，指的是主岁之运气旺而有余，如逢甲年、丙年、戊年、庚年、壬年都为阳干之运，阳为太过，故运气太过；不及，就是主岁之运气衰而不足，逢乙年、丁年、己年、辛年、癸年皆为阴干之运，阴为不及，故运气不及。凡太过之年，时未至而气先至；不及之年，时已至而气未至。

② 平气：平气的产生是运与运、运与岁支、运与气相合，运得其制约或资助，形成了运既非太过又非不及。

2. 六气

六气是风、热（暑）、火、湿、燥、寒六种不同气候的总称，是由天地阴阳消长和五行迭生产生的。六气排序是按五行相生的规律排列的。古人用三阴三阳来代表六气的以实化虚，分别为：风化厥阴、热化少阴、火化少阳、湿化太阴、燥化阳明、寒化太阳。六气为本，三阴三阳为标。所以在运用上就有厥阴风木、少阴君火、太阴湿土、少阳相火、阳明燥金、太阳寒水之配，成为六气的代名词，配以十二地支并结合年月日时五行就可以作为预测气候异常变化的推算工具。

（1）十二支化气　十二支化气为：子午少阴君火、寅申少阳相火、丑未太阴湿土、卯酉阳明燥金、辰戌太阳寒水、己亥厥阴风木。

（2）主气　主气就是主时之气，与主运一样也是指每年各个季节气候的一般常规变化，年年如此，固定不变，所以称主气。每年六气分六步，从春开始，春为厥阴风木，故厥阴风木为初之气；木生火，二之气为少阴君火，三之气为少阳相火；火生土，四之气为太阴湿土；土生金，五之气为阳明燥金；金生水，终之气为太阳寒水。

（3）客气　客气，指的是全年气候上的异常变化，由于年年都有变化，如客之往来无常。

① 司天在泉：司天在泉为每年岁气主事之统称。以三阴三阳配六气来主当年岁气者，为司天，在上；与司天相对者，为在泉，

在下。司天在泉在每年客气的六步中又各主一步，司天为第三步，在泉为第六步。同时，司天在泉还住全年岁气，司天主上半年，在泉主下半年。

② 排列次序：客气的排列是以阴阳之气的多少排列，即一阴（厥阴风木）、二阴（少阴君火）、三阴（太阴湿土）；一阳（少阳相火）、二阳（阳明燥金）、三阳（太阳寒水）。而司天就是客气的三之气，在泉就是客气的终之气，其余分别按一阴、二阴、三阴、一阳、二阳、三阳的顺序排列。例如，甲午年，午为少阴君火司天，阳明燥金在泉，甲午年的客运就是初之运为太阳寒水；二之运为厥阴风木；三之气为少阴君火；四之气为太阴湿土；五之气为少阳相火；终之气为阳明燥金。

【案例解析】

上文说明自然界中的一切现象都是相互影响、相互作用、相互依存而不是孤立存在的。天有五运，地有六气，人有五脏，人的健康与五运六气之间息息相关。掌握好五运六气，对于预测和防治疾病有重要意义。

【知识考核区】

1. 主气的排列顺序是（　　）。

①少阴君火；②阳明燥金；③太阴湿土；④厥阴风木；⑤少阳相火；⑥太阳寒水

　A.④①⑤③②⑥　　　　　　　　B.②⑥⑤③④①

　C.③②④①⑥⑤　　　　　　　　D.⑥⑤③②④①

　E.①⑥②④⑤③

2. 客气的排列顺序是（　　）。

①少阴君火；②阳明燥金；③太阴湿土；④厥阴风木；⑤少阳相火；⑥太阳寒水

　A.④①③⑤②⑥　　　　　　　　B.②⑥⑤③④①

　C.③②④①⑥⑤　　　　　　　　D.⑥③⑤②④①

　E.①⑥②④③⑤

答案：1. A　　2. A

二、运气学说在中医学中的应用

【案例导入】

《素问·气交变大论》中说："善言天者，必应于人，善言古者，必验于今。"

运气学说在中医学中如何应用？

【学习目标】

掌握运气学说在中医学中的应用。

【概念简述】

如何正确地认识和应用运气学说？

五运六气学说的运用是基于阴阳五行、天人相应为指导的，因此，五运六气是时间→气象→状态要素→疾病的预警模式，属于对自然界运动变化趋势的前瞻性研究，是对自然界复杂的气候变化及其与疾病相关性的推断，是一种概率，这种前瞻性预测对因时制宜防治疾病有重大指导意义。在运用五运六气学说时要注重把握其原理，博采前哲之精义，择诸家诊要之精髓，去陈言糟粕，灵机活法；并结合现代气象学，做到顺天以察运，因变以求气。但不可机械推演，特别在临床上要与流行病学相结合，切不可胶柱鼓瑟，刻板应用。

【重点难点分析】

1. 运用运气学说来分析和推测气候的变化及其对疾病发病的影响

一年四时气候呈现出春温、夏热、秋燥、冬寒的节律性变化，人体的生理状态发生了相应的适应性变化。即时间状态发生变化，人的状态也相应地发生变化以维持人与自然的和谐状态，如果人的状态没有发生变化或者不能适应时间状态的变化，就可能导致疾病。因此早在《黄帝内经》之前就运用五运六气学说、四时阴阳理论等推测每年的气候变化，预测疾病的发生和流行，指导疾病的预防和治疗等。

（1）中运对每年气候变化推测　中运，因五行之气处于天地气机升降之中而名之；又因统主全年运候而称"岁运"。各年的岁运不同，以五行相生的次序轮转，一年岁运的状态太过，下一年必定不及，十年为一周期，如此往复循环。《素问·五运行大论》曰："气有余，则制己所胜，而侮所不胜，其不及，则己所不胜侮而乘之，己所胜轻而侮之，侮反受邪，侮而受邪，寡于畏也。"中运太过，如 2016 年，丙申年，为水运太过之年，其四季的气候特点除了正常的风暑湿燥火寒的变化外，还可表现出寒盛的特殊变化。同时因水能胜火和土能制水，因此除了寒气偏盛外，还要考虑热气和湿气的影响。相应的除肾易患病外，心和脾也会受影响；2017 年，丁酉年，岁运为木运，为木运不及之年，2017 年的气候除了正常的风暑湿燥火寒的变化外，还可表现出风不及的特殊变化，同时出现所不胜燥气与所胜湿气流行的变化，因此 2017 年的气候主要表现为风气不及，燥气、湿气偏胜的特殊变化，即要么水湿过盛，要么太过干燥。相应的除肝易患病外，肺、脾也易生病或疾病加重。但当某气太过或不及时，可能随之会有复气产生，以制约其太过的偏胜之气，或不及而其所不胜之气偏胜，因此在具体分析岁运太过、不及的气候特点时，还应同时考虑相应复气的影响。

（2）主气对每年气候变化推测　主气即主时之气，主治一年四季六节二十四节气的正常气候变化，每气主 2 个月，共 12 个月，六者之间具有承制关系，维持自然气候的正常变化。因其年年如此，恒居不变，静而守位，所以又称为地气。主气分为六步（见表14-2）。如 2016 年水运太过之年，其终之气又是太阳寒水，故患肾病的风险将大大提高。

表 14-2　六步主气主病表

主气	初之气	二之气	三之气	四之气	五之气	终之气
三阴三阳	厥阴风木	少阴君火	少阳相火	太阴湿土	阳明燥金	太阳寒水
所主之节内多易患或流行疾病	肝病、风湿病、风病	心病、火热病	心病、暑热病	脾胃病、湿病	肺病、燥病	肾病、寒病、水饮病、阳虚病

（3）客气、司天、在泉对每年气候变化推测　客气和主气一样，也分为风木、相火、君火、湿土、燥金、寒水6种。包括司天之气、在泉之气、左右四间气六步。各年气候和易感疾病方面的特殊变化与客气中"司天"及"在泉"之气紧密相关。巳与亥、子与午、丑与未、寅与申、卯与酉、辰与戌客气规律相同，其规律如表14-3所示。司天之气（同客气的三之气）主司上半年，故上半年的疾病多受司天之气的影响；在泉之气（同客气的终之气）主司下半年，故下半年的疾病多受在泉之气的影响。由于司天之气可通过影响在泉之气和左右间气而主管全年，因而预测下半年的疾病还必须同时考虑其司天之气的影响。如2016年是丙申年，司天少阳相火，在泉厥阴风木，客气初、二、三、四、五、六（终）运依次是少阴君火、太阴湿土、少阳相火、阳明燥金、太阳寒水、厥阴风木。上半年火气影响大，下半年风气影响大。2017年，丁酉年，司天阳明燥金，在泉少阴君火，客气初、二、三、四、五、六（终）运依次是太阴湿土、少阳相火、阳明燥金、太阳寒水、厥阴风木、少阴君火。上半年燥气影响大，下半年热气影响大。

表14-3　六气客主加临表

六气	初之气	二之气	三之气	四之气	五之气	终之气
主气	厥阴风木（春）风	少阴君火（初夏）热	少阳相火（夏）火	太阴湿土（长夏）湿	阳明燥金（秋）燥	太阳寒水（冬）寒
客气			（司天）			（在泉）
巳亥	阳明燥金	太阳寒水	厥阴风木	少阴君火	太阴湿土	少阳相火
子午	太阳寒水	厥阴风木	少阴君火	太阴湿土	少阳相火	阳明燥金
丑未	厥阴风木	少阴君火	太阴湿土	少阳相火	阳明燥金	太阳寒水
寅申	少阴君火	太阴湿土	少阳相火	阳明燥金	太阳寒水	厥阴风木
卯酉	太阴湿土	少阳相火	阳明燥金	太阳寒水	厥阴风木	少阴君火
辰戌	少阳相火	阳明燥金	太阳寒水	厥阴风木	少阳相火	太阴湿土

2. 根据五运六气对胎孕禀赋的影响先天预测个体病理脏腑

（1）五运六气对胎孕禀赋的影响　胎孕禀赋是决定人体后天体质及发病倾向的关键因素，而人体体质的差异从本质上讲是自然及人体脏腑气化方式倾向性的不同。《素问·五常政大论》曰："胎孕不育，治之不全，何气使然？岐伯曰：'六气五类，有相胜制也，同者盛之，异者衰之，此天地之道，生化之常也。'"胎儿只能通过母体感受天地空间的岁运气化，因此岁运的变化规律在先天胎孕中发挥关键性的影响。由于每年岁运气化方式的不同，偏向性地影响了脏腑气化功能，而导致五脏阴阳升、降、出、入的某种方式偏多，如以"生、长、化"占主导时，其体质倾向为阳盛阴衰趋势；而以"收、藏"占主导时，其体质倾向为阴盛阳衰趋势。同时根据五行生克乘侮及岁运周期性规律，可进一步明确先天偏势脏腑（见表14-4）。

汪德云根据这种胎孕发病规律提出了"运气学说病理定位论"，以胎孕期的天干为病理定位依据，以岁运所胜的脏器为治病的主要矛盾，所不胜的脏器为病理定位的脏器。该理论与《素问》中"气有余，则制己所胜而侮所不胜；其不及，则己所不胜侮而乘之，己所胜轻而侮之。侮反受邪，侮而受邪，寡于畏也"完全相符。需要注意的是，若胎孕期跨越两年，则以胎孕时间长的那年天干为主。因此，每一个婴儿出生时便可推测出其五脏功能强弱情况而制定相应的防治未病方向。即特异性的气化偏性直接影响着机体的先天脏腑强弱，同时也为后天体质形成及发病倾向奠定了关键性的基础。

（2）先天预测个体病理脏腑　先天胎孕禀赋的规律性使得脏腑强弱随年份改变而偏向性改变。脏腑病理定位为早期确立治未病方向提供了依据。根据五运六气超前预知功能偏弱脏腑，加强其功能，削弱相应的所胜之脏气，恢复脏腑相对平衡的生理状态。如以胎孕发育主要在木运太过之年（壬年）的婴儿为例，木运太过，则乘其所胜之脏脾土，反侮所不胜之脏肺金，而致脾、肺受邪。因此该婴儿出生后，应注意补脾益肺，治疗用药当以甘补脾、以辛益肺。此外，还可运用针灸疗法，选取脾的原穴太白、肺的原穴太渊，并配伍疏泄肝木之行间，刺激腧穴，也可起到益肺脾、防邪侵的目的。余年均以此类推（见表14-4）。

表 14-4　五运六气对先天胎孕禀赋脏腑病理定位的推测与防治

年干	甲	乙	丙	丁	戊	己	庚	辛	壬	癸
年尾数	4	5	6	7	8	9	0	1	2	3
岁运	土太过	金不及	水太过	木不及	火太过	土不及	金太过	水不及	木太过	火不及
气化偏性	湿	火	寒	燥	热	风	燥	湿	风	寒
脏腑病理定位	肝、肾	心、肺	心、脾	肺、肝	肾、肺	肝、脾	肝、心	脾、肾	脾、肺	肾、心
治则	补肝 益肾	清心 补肺	补心 健脾	泻肺 补肝	补肾 益肺	泻肝 补脾	补肝 补心	泻脾 补肾	健脾 补肺	泻肾 补心
药味	酸养肝 咸补肾	咸盛火 辛益肺	苦补心 甘补脾	苦清肺 酸养肝	咸补肾 辛益肺	辛盛肝 甘补脾	酸养肝 苦补心	酸泻脾 咸补肾	甘补脾 辛益肺	甘制水 苦补心
选穴	太冲 太溪	神门 太渊	大陵 太白	尺泽 太冲	太溪 太渊	行间 太白	太冲 大陵	商丘 太溪	太白 太渊	涌泉 大陵

【案例解析】

　　文中所述"善言天者，必应于人"，是指中医学强调天人一体，故常以自然界变化的道理来解释人体生命活动的机制，自然界的阴阳更迭、消长胜复，可在人体的生理病理变化中得到印证。五运六气学说在医学中的运用，即是指基于"天人合一"和"阴阳五行"理论，探讨自然气候变化规律及其对人体健康和疾病的影响，其中对疾病的预测和防治为医门之上乘学问，在中医治未病理论中占有重要地位。

【知识考核区】

　　1. 若当年为土运之年，一般来说，以下哪种疾病最为常见（　　）。

　　A. 肝病　　　　　　　　　　B. 心病

C. 脾胃病　　　　　　　　　　D. 肾病

E. 肺病

2. 五运六气在医学上的应用包括（　　　）。

A. 中运对每年气候变化推测

B. 主气对每年气候变化推测

C. 客气、司天、在泉对每年气候变化推测

D. 五运六气对胎孕禀赋的影响

E. 先天预测个体病理脏腑

答案：1. C　　2. ABCDE

小　结

1. 运气学说的基本内容

五运；六气。

2. 运气学说在中医学中的应用

① 运用运气学说来分析和推测气候的变化及其对疾病发病的影响。

② 根据五运六气对胎孕禀赋的影响先天预测个体病理脏腑。

参考文献

[1] 郑洪新.中医基础理论.北京：中国中医药出版社，2016.

[2] 孙广仁.中医基础理论.北京：中国中医药出版社，2017.

[3] 刘俊.从零开始学中医：中医入门十讲.北京：化学工业出版社，2015.

[4] 汪德云.运气学说病理定位律的临床运用.山东中医学院报，1988，12（2）：34.

[5] 汪德云.出生年月的运气与疾病的关系.浙江中医杂志，1981（3）：106.

[6] 崔翔，沈峰.五运六气在中医治未病中的应用探讨.中华中医药杂志，2016，31（9）：3409-3411.

[7] 吴长汶，朱龙，周常恩，等.五运六气在疾病风险预警中的应用.中华中医药杂志，2018，33（7）：2729-2733.